胆と膵 38巻臨時増刊特大号

胆膵 EUS を極める
—私ならこうする (There is always a better way)—

企画：糸井 隆夫（東京医科大学消化器内科学分野）

診 断

- ラジアル型 EUS 標準描出法 …………… 萬代晃一朗ほか
- コンベックス走査型 EUS による標準描出法 …… 佐藤 愛ほか
- 超音波内視鏡の進歩
  直視コンベックス型 EUS 標準描出法 ………… 岩井 知久ほか
- 造影 EUS ……………………………………… 今津 博雄ほか
- EUS エラストグラフィ ………………………… 大野栄三郎ほか
- 胆膵疾患に対する EUS-FNA
  —われわれはこうしている— ………………… 石田 祐介ほか
- EUS-FNA 私はこうする ……………………… 花田 敬士ほか
- EUS-FNA—私はこうする— ………………… 蘆田 玲子ほか
- EUS-FNA—私はこうする— ………………… 良沢 昭銘ほか
- EUS-FNA—私はこうする— ………………… 菅野 敦ほか
- EUS-FNA—パターン別 穿刺困難例を克服— …… 佐藤 高光ほか
- EUS-FNA 私ならこうする—確実で臨床に即した
  組織細胞診をめざして— ……………………… 深見 悟生ほか

治 療

- 膵炎に伴う膵および膵周囲液体貯留に対するドレナージ術
  （含 ネクロセクトミー）—私はこうする— …… 入澤 篤志ほか
- 膵周囲液体貯留（PFC）ドレナージ
  （含むネクロセクトミー）—私はこうする— …… 金 俊文ほか
- 膵周囲液体貯留（PFC）ドレナージ
  （含ネクロセクトミー）—私ならこうする— …… 向井俊太郎ほか
- 術後再建腸管症例に対する肝内胆管ドレナージ術
  （HGS, HJS）—私はこうする— ……………… 塩見 英之ほか
- 肝内胆管ドレナージ（HGS, HJS）—私はこうする— 伊佐山浩通ほか
- 肝内胆管ドレナージ（HGS, HJS）—私はこうする— 小倉 健ほか
- EUS ガイド下肝外胆管ドレナージ
  (EUS-guided choledochoduodenostomy : EUS-CDS)
  —私はこうする— ……………………………… 原 和生ほか
- 遠位胆管狭窄に対する EUS-CDS
  —われわれはこうする— ……………………… 伊藤 啓ほか
- EUS ガイド下順行性ステンティング ………… 田中 麗奈ほか
- 胆管ランデブー ………………………………… 岩下 拓司ほか
- 胆管結石除去術 ………………………………… 土屋 貴愛ほか
- 胆嚢ドレナージ—私はこうする— …………… 三長 孝輔ほか
- 胆嚢ドレナージ—私はこうする— …………… 辻 修二郎ほか
- EUS ガイド下膵管ドレナージ—私はこうする— 原 和生ほか
- EUS ガイド下膵管ドレナージ ………………… 糸井 隆夫ほか
- 膵管ランデブー ………………………………… 矢根 圭ほか
- EUS ガイド下腹腔神経叢ブロック—私はこうする— 安田 一朗ほか
- 癌性疼痛に対する腹腔神経叢ブロック
  —私はこうする— ……………………………… 石渡 裕俊ほか

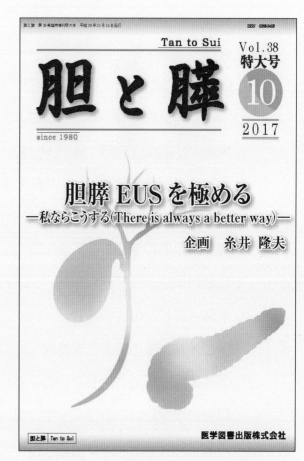

定価（本体 5,000 円＋税）
ISBN：978-4-86517-237-9

座談会

EUS を極める
—教育法と今後の動向—

糸井 隆夫（司会），入澤 篤志，
安田 一朗，良沢 昭銘，
潟沼 朗生，土屋 貴愛

詳しくは ▶ URL：http://www.igakutosho.co.jp または、医学図書出版 で 検索

医学図書出版株式会社

〒113-0033 東京都文京区本郷 2-27-18（本郷 BN ビル 2 階）
TEL：03-3811-8210 FAX：03-3811-8236
URL：http://www.igakutosho.co.jp
E-mail：info@igakutosho.co.jp

胆と膵

Tan to Sui　September 2018

特集 ここまで来た！　膵癌の早期診断

企画：山上　裕機

序文：膵癌の早期診断の進歩により外科治療は変わるか？	山下　裕機	761
膵癌の疫学：膵癌登録における T1 膵癌の解析	水間　正道ほか	763
膵癌の早期診断：腫瘍マーカー	赤尾　潤一ほか	769
膵癌早期診断における家族性膵癌登録の役割	高折　恭一ほか	773
ハイリスク群における診断法のストラテジー	吉田　岳市ほか	777
膵癌の早期画像診断：体外 US の有用性	古田　眞智ほか	783
膵癌の早期画像診断：CT の有用性	櫻井　康雄ほか	789
膵癌の早期画像診断：MRCP の有用性	小澤　瑞生ほか	795
膵癌の早期診断における ERCP の有用性	花田　敬士ほか	799
膵癌の早期画像診断：EUS および EUS-FNA の有用性	栗田　裕介ほか	805
浸潤性膵管癌の前駆病変	森田　剛平ほか	813
膵領域細胞診の工夫と細胞像	竹中　明美ほか	819
早期膵臓癌を見つけるためのリキッドバイオプシーの開発	吉岡　祐亮ほか	827
膵癌の早期診断におけるリキッドバイオプシー：十二指腸液	中村　聡ほか	833
膵癌に対する唾液メタボローム解析の有用性	朝井　靖二ほか	837

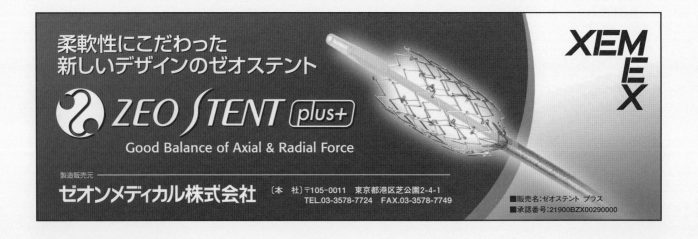

Tan to Sui (Japan)

Vol. 39 No. 9 September 2018

CONTENTS

Theme of This Month: Development and Innovation of Early Diagnosis for Pancreatic Cancer
Planner: Hiroki Yamaue

Introduction 761
　Hiroki Yamaue

Small Pancreatic Cancer in Japan Pancreatic Cancer Registry of Japan Pancreas Society 763
　Masamichi Mizuma et al

Diagnosis of Early Stage Pancreatic Cancer: Tumor Marker of Pancreatic Cancer 769
　Junichi Akao et al

Role of Japanese Familial Pancreatic Cancer Registry in
　Early Diagnosis of Pancreatic Cancer 773
　Kyoichi Takaori et al

Strategy for the Detection of Early Pancreatic Cancer Among High-risk Subjects 777
　Takeichi Yoshida et al

Usefulness of Ultrasonography for Early Diagnosis of Carcinoma of the Pancreas 783
　Machi Furuta et al

The Usefulness of CT in the Diagnosis of Pancreatic Cancer in Early Stage 789
　Yasuo Sakurai et al

Usefulness of Magnetic Resonance Imaging and Magnetic Resonance Cholangiography
　in the Diagnosis of Early Stage of Pancreatic Adenocarcinoma 795
　Mizuki Ozawa et al

The Value of ERCP for Early Diagnosis of Pancreatic Cancer 799
　Keiji Hanada et al

Efficacy of Endoscopic Ultrasound and Endoscopic Ultrasound-guided Fine Needle Aspiration
　in Early Pancreatic Cancer 805
　Yusuke Kurita et al

Precursor Lesions of the Pancreatic Ductal Adenocarcinoma 813
　Kohei Morita et al

Pancreatic Cytology: Techniques in Sample Preparation and Cytologic Characteristics 819
　Akemi Takenaka et al

Development of Liquid Biopsy for Eary Pancreatic Cancer 827
　Yoshioka Yusuke et al

Duodenal Fluid as a Liquid Biopsy Sample to Investigate Biomarkers for
　the Early Detection of Pancreatic Ductal Adenocarcinoma 833
　So Nakamura et al

The Utility of Salivary Metabolome Analysis for Pancreatic Cancer 837
　Yasutsugu Asai et al

IGAKU TOSHO SHUPPAN Co. Ltd.　　2-29-8 Ohta Bldg.　Hongo Bunkyo-ku, Tokyo 113-0033, JAPAN

胆と膵 37巻臨時増刊特大号

胆膵内視鏡自由自在
~基本手技を学び応用力をつける集中講座~
（企画：東京大学消化器内科　伊佐山浩通）

DVD付

巻頭言：胆膵内視鏡治療をいかに学ぶか，教えるか

I. 内視鏡システムと内視鏡操作に関する基本知識
- 十二指腸鏡の基本構造と手技の関係
- 超音波内視鏡 A to Z
- ERCPにおけるスコープの挿入方法と困難例への対処方法
- 術後再建腸管に対するバルーン内視鏡挿入操作の基本と挿入のコツ

II. ERCP関連手技編
◆胆管選択的カニュレーション
- カニュレーション手技の種類と使い分け
- VTRでみせるカニュレーションの基本とコツ（Contrast and Wire-guided）【動画付】
- VTRでみせる術後再建腸管に対するダブルバルーン内視鏡を用いた胆管カニュレーションのコツ【動画付】
- 膵管ガイドワイヤー・ステント留置下カニュレーションの実際とコツ
- VTRでみせる私のカニュレーション戦略とテクニック【動画付】
- Precutの種類と使い分け
- VTRでみせるPrecutの実技とコツ【動画付】
- コラム①：膵癌早期診断プロジェクト

◆乳頭処置
- ESTの基本事項を押さえる
- EST VTRでみせる私のこだわり（1）【動画付】
- EST VTRでみせる私のこだわり（2）【動画付】
- VTRでみせるEST困難例への対応【動画付】
- EPBD~VTRでみせるEPBD後の結石除去手技のコツ~【動画付】
- 内視鏡的乳頭大径バルーン拡張術（EPLBD）の適応と偶発症予防

◆結石除去
- 結石除去・破砕用デバイスの種類と使い分け
- 総胆管結石除去のコツ【動画付】
- 結石破砕と破砕具使用のコツ，トラブルシューティング

◆胆道ドレナージ術
- 閉塞性黄疸の病態と病態に応じた治療戦略
- ステントの種類と使い分け
- VTRでみせるMetallic stentの上手な入れ方【動画付】
- Bridge to Surgery：遠位胆道閉塞
- 非切除悪性遠位胆道閉塞に対するドレナージ戦略
- Bridge to Surgery：悪性肝門部領域胆管閉塞
- 非切除例悪性肝門部胆管閉塞に対するドレナージ戦略
- コラム②：ステント開発よもやま話

◆トラブルシューティング
- ERCP後膵炎への対処と予防
- ステント迷入への対処
- EST後出血への対処と予防
- 穿孔への対処と予防

◆膵管Intervention
- 膵石に対する内視鏡治療
- 膵管ドレナージの適応と手技
- 膵管狭窄困難例への対処

III. EUS関連手技編
- 膵領域におけるラジアル式およびコンベックス式EUSの標準描出法
- 胆道系の観察　ラジアル型とコンベックス型の描出法と使い分け
- 胆・膵領域における造影EUS
- EUS-FNAの基本的手技と検体処理
- コラム③：EUS-FNAの本邦導入の経緯

IV. Interventional EUS
- VTRでみせるEUS-BDの基本手技とコツ【動画付】
- EUS-BDを安全に行うために
- VTRでみせる胆道疾患に対するEUS-Rendezvous techniqueとAntegrade technique【動画付】
- VTRでみせるEUS-GBDの適応と手技のコツ【動画付】
- VTRでみせるEUS-PD and Pancreatic Rendezvous Cannulation【動画付】
- 膵仮性嚢胞・WONの病態と治療戦略―診断，治療法選択，タイミング―
- Endoscopic necrosectomyの基本と手技の工夫
- コラム④：自由自在な胆膵内視鏡のために必要なことは？

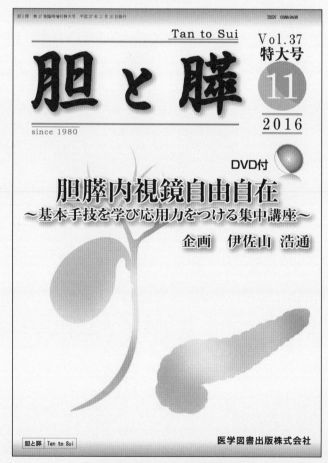

本体価格 5,000円+税

ホームページでも販売中！ http://www.igakutosho.co.jp　医学図書出版株式会社

特集

ここまで来た！　膵癌の早期診断

序文：膵癌の早期診断の進歩により外科治療は変わるか？

山上　裕機[1]

　今回の特集は"膵癌の早期診断"をテーマとし，現在，診断領域において臨床・研究されているトップランナーの先生方に早期膵癌診断について詳細に解説して頂いた。

　厚生労働省2016年人口動態によれば膵癌による死亡者数は33,475人であり，膵癌による死亡者数は年々増加の一途をたどっている。膵癌は罹患率と死亡率がほぼ等しく，5年生存率もいまだ5～10％程度であり，21世紀に残された難治性癌である。最近のFOLFIRINOXやgemcitabine＋nab-paclitaxelなどの新規抗がん剤が相次いで膵癌に対して保険適応されるなどして抗腫瘍療法の進歩により治療成績は改善傾向にあるが，大幅な予後改善にはつながっていない。一方で，膵臓手術に関しては，手術手技および周術期管理の向上により，我が国のNational Clinical Database (NCD)に基づいた膵頭十二指腸切除術の周術期関連死亡についての報告では，術後30日以内死亡率は1.2％，在院死亡率2.8％となっており，手術の短期成績は格段に向上している。難治性癌である膵癌に対応するために外科治療，化学療法，放射線療法を組み合わせた集学的治療の確立が急務である。しかし，予後向上のためには，膵癌に特徴的な自覚症状が乏しいこと，膵癌のハイリスクグループ（膵癌になりやすい人）の設定が難しいことなどから，膵癌早期発見のための診断技術の向上がもっとも重要である。

　日本膵癌登録の報告によれば，膵癌取扱い規約でstage Iに相当する症例は，切除例の5年生存率が60％以上と比較的良好であり，さらに腫瘍径10mm以下の膵癌の5年生存率は80.4％にも達するとされている。切除率向上そして膵癌による死亡者減少のためには，何より膵癌の早期診断が必要不可欠である。しかしながら，膵癌の早期診断が困難であることもまた周知の事実である。

　膵癌診断のためのMD-CTあるいは超音波内視鏡などの画像診断の発達は目覚ましいものがあるが，早期診断のためには画像診断のみでは限界がある。最近は血液，膵液，十二指腸液，尿などの検体を用いた分子生物学的解析も精力的に行われるようになってきた。リキッドバイオプシーから次世代DNAシークエンスまでさまざまな分子生物学的アプローチ法が行われている。本書が，膵癌診療に携わるすべての先生方のコンセンサスとなり，一人でも多くの患者様が早期の状態で膵癌と診断され，治療を受ける機会につながることを祈念致します。

　この序文の題名は"膵癌の早期診断の進歩により外科治療は変わるか？"としている。膵癌診療ガイドライン2016年版では「切除可能と考えられる膵癌に対しては，外科的治療を行うことが推奨される」とあるように，膵癌の根治的治療のために手術による根治的切除率の向上が重要である。膵臓外科医としての立場から膵癌の早期診断について考えてみると，局所進行や遠隔転移で切除不能とされる膵癌に対して，集学的治療によってconversion surgeryをめざした治療法の開発とともに，内科医・外科医・放射線科・病理医の横断的な連携による膵癌早期診断による切除可能な膵癌を増やす治療戦略が今後さらに求められると考える。現時点で外科治療が膵癌に対する唯一の長期生存を得る治療であるならば，外科治療を受ける機会を増やさなければならない。

　最後に，本特集では，膵癌早期診断について，現在の状況を解説し，将来にむけた展望からより精度の高い膵癌早期診断法の開発を期待して，序文の結びとさせて頂きます。

Introduction
Hiroki Yamaue

1) 和歌山県立医科大学外科学第2講座（〒641-8510　和歌山市紀三井寺811-1）

すべての革新は患者さんのために

中外製薬
Roche ロシュ グループ

at the Front Line
CHUGAI ONCOLOGY

中外製薬のがん領域製品ラインナップ

抗悪性腫瘍剤／抗PD-L1[注1)]ヒト化モノクローナル抗体
生物由来製品、劇薬、処方箋医薬品[注2)] 薬価基準収載
テセントリク® 点滴静注 1200 mg *
アテゾリズマブ（遺伝子組換え）注

抗悪性腫瘍剤 抗VEGF[注3)]ヒト化モノクローナル抗体
生物由来製品、劇薬、処方箋医薬品[注2)] 薬価基準収載
アバスチン® 点滴静注用 100mg/4mL　400mg/16mL
ベバシズマブ（遺伝子組換え）注

光線力学診断用剤
処方箋医薬品[注2)] 薬価基準収載
アラグリオ® 顆粒剤分包 1.5g ***
アミノレブリン酸塩酸塩顆粒剤

遺伝子組換えヒトG-CSF製剤
生物由来製品、処方箋医薬品[注2)] 薬価基準収載
ノイトロジン® 注 50μg/100μg/250μg
レノグラスチム（遺伝子組換え）製剤

抗悪性腫瘍剤／ALK[注4)]阻害剤
劇薬、処方箋医薬品[注2)] 薬価基準収載
アレセンサ® カプセル 150mg
アレクチニブ塩酸塩カプセル

抗HER2[注5)]ヒト化モノクローナル抗体 抗悪性腫瘍剤
生物由来製品、処方箋医薬品[注2)] 薬価基準収載
ハーセプチン® 注射用 60/150
トラスツズマブ（遺伝子組換え）製剤

抗HER2[注5)]抗体チューブリン重合阻害剤複合体
生物由来製品、劇薬、処方箋医薬品[注2)] 薬価基準収載
カドサイラ® 点滴静注用 100mg/160mg *
トラスツズマブ エムタンシン（遺伝子組換え）注

抗悪性腫瘍剤／抗HER2[注5)]ヒト化モノクローナル抗体
生物由来製品、劇薬、処方箋医薬品[注2)] 薬価基準収載
パージェタ® 点滴静注 420mg/14mL *
ペルツズマブ（遺伝子組換え）注

抗悪性腫瘍剤　BRAF阻害剤
劇薬、処方箋医薬品[注2)] 薬価基準収載
ゼルボラフ® 錠 240mg *
ベムラフェニブ錠

抗CD20モノクローナル抗体
生物由来製品、処方箋医薬品[注2)] 薬価基準収載
リツキサン® 注 10mg/mL **
リツキシマブ（遺伝子組換え）製剤

抗悪性腫瘍剤
劇薬、処方箋医薬品[注2)] 薬価基準収載
ゼローダ® 錠 300 *
カペシタビン錠

※効能・効果、用法・用量、警告・禁忌・原則禁忌を含む使用上の注意等は製品添付文書をご参照ください。

抗悪性腫瘍剤
上皮増殖因子受容体（EGFR）チロシンキナーゼ阻害剤
劇薬、処方箋医薬品[注2)] 薬価基準収載
タルセバ® 錠 25mg/100mg/150mg
エルロチニブ塩酸塩錠

注1) PD-L1: Programmed Death-Ligand 1
注2) 注 意 - 医師等の処方箋により使用すること
注3) VEGF: Vascular Endothelial Growth Factor（血管内皮増殖因子）
注4) ALK: Anaplastic Lymphoma Kinase（未分化リンパ腫キナーゼ）
注5) HER2: Human Epidermal Growth Factor Receptor Type 2
（ヒト上皮増殖因子受容体2型、別称：c-erbB-2）

*の®はF.ホフマン・ラ・ロシュ社（スイス）登録商標

[資料請求先]
中外製薬株式会社
〒103-8324　東京都中央区日本橋室町2-1-1

** [製造販売元] [資料請求先]
全薬工業株式会社
〒112-8650　東京都文京区大塚5-6-15

*** [製造販売元] [資料請求先]
SBIファーマ株式会社
〒106-6020　東京都港区六本木一丁目6番1号

at the Front Line
CHUGAI ONCOLOGY

がんと闘う最前列で、希望に向かう最善策を。
それが、中外オンコロジーの願い。
高度な研究開発力、画期的な製品ライン、
グローバルな情報提供力、専門性豊かな組織とスタッフで、
がん治療をサポートしていきます。

2018年4月作成

特集

ここまで来た！　膵癌の早期診断

膵癌の疫学：膵癌登録における T1 膵癌の解析

水間　正道[1]・海野　倫明[1]・五十嵐久人[1]・糸井　隆夫[1]・江川　新一[1]・児玉　裕三[1]
里井　壯平[1]・濱田　　晋[1]・水元　一博[1]・下瀬川　徹[2]・岡﨑　和一[3]

要約：【目的】日本膵臓学会膵癌登録における T1 膵癌について解析したので報告する。【対象と方法】2001 年から 2013 年までに登録された通常型膵癌 20,226 例のうち，膵癌取扱い規約第 7 版に基づき T1 症例 777 例を解析対象とした。T1a（≦5 mm），T1b（5 mm＜，≦10 mm），T1c（10 mm＜，≦20 mm）に分けて臨床病理学的因子や予後について検討した。【結果】T1a は 16 例（2.1%），T1b は 126 例（16.2%），T1c は 635 例（81.7%）であった。T1a と T1b の 5 年生存率はそれぞれ 73.8%，62.4%で両者に有意差はなかった。T1c の 5 年生存率は 47.9%で T1b と比較して有意に不良であった（$P=0.0255$）。T1a と T1b を合わせた 10 mm 以下 T1 の 5 年生存率は 63.1%で，それ自体の予後は良好とはいえないが，T1c と比較すると有意に良好であった（$P=0.0196$）。【結語】10 mm 以下の膵癌であっても予後は満足すべきものではなく，治療成績をさらに向上させていく必要がある。

Key words：膵癌，膵癌登録，早期膵癌，小膵癌

Small Pancreatic Cancer in Japan Pancreatic Cancer Registry of Japan Pancreas Society
Masamichi Mizuma et al
1) 日本膵臓学会膵癌登録委員会（〒 980-8574 仙台市青葉区星陵町 1-1）
2) 日本膵臓学会名誉理事長
3) 日本膵臓学会理事長

はじめに

日本膵臓学会の登録事業である膵癌登録は，1981 年の開始以降，全国 350 以上の施設から症例登録の協力があり，これまで小膵癌における解析結果を報告してきた[1〜3]。今回，解析対象を 2013 年までの登録症例に拡大し，膵癌取扱い規約第 7 版に基づいた T1 膵癌に関して臨床病理学的因子と予後を解析したので報告する。

I．対象と方法

2001 年から 2013 年までに登録された通常型膵癌 20,226 例を対象とし（図 1），膵癌取扱い規約第 7 版に従って解析した。TS や腫瘍径が不明なもの，TS と腫瘍径が一致しないもの，TS1 かつ 1〜2 mm と登録された症例（cm 単位で誤記入した可能性があるため：7 例），未治療のもの，以上 5,086 例を除外した。20 mm 以下の TS1 膵癌は 1,954 例で全体の 12.9%であった。TS1 のうち T1 は 777 例（39.8%）に認められた。T1 を膵癌取扱い規約第 7 版に従い T1a（≦5 mm），T1b（5 mm＜，≦10 mm），T1c（10 mm＜，≦20 mm）に分けて臨床病理学的因子や予後について検討した。

II．結　果

1．背景因子

T1 のうち T1a は 16 例（2.1%），T1b は 126 例（16.2%），T1c は 635 例（81.7%）であった。年齢，性別，部位では T1a，T1b，T1c でとくに差はみられなかったが，腫瘍径が大きくなるにつれて CA19-9 値が有意に高く（$P=0.0005$），CA19-9 高値例も有意に多かった（$P=0.0055$）（表 1）。T1 全体では 643 例（82.8%）に膵切除が施行されており，T1a では 16 例全例切除さ

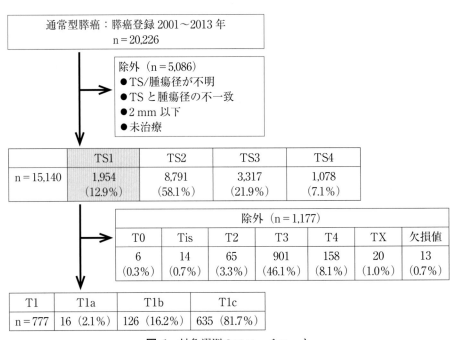

図1 対象選別のフローチャート

表1 背景因子

	T1全体	T1a	T1b	T1c	P値
症例数	777	16 (2.1%)	126 (16.2%)	635 (81.7%)	—
年齢 (mean±SD)	67.6±10.3	70.8±7.1	66.9±10.4	67.7±10.3	0.2736
性別（男：女）*	431：343	11：5	65：61	355：277	0.3634
CA19-9（U/mL）中央値	39.3	12.0	23.0	46.3	0.0005
CA19-9 高値例	380 (48.9%)	4 (25.0%)	49 (38.9%)	327 (51.5%)	0.0055
Location**					
頭部	441	4	75	362	0.2321
体部	242	8	36	198	
尾部	59	1	10	48	

＊：不明3例，＊＊：不明35例

表2 治療法

	T1全体	T1a	T1b	T1c	P値
膵切除術	643 (82.8%)	16 (100%)	111 (88.1%)	516 (81.3%)	0.2117
姑息的手術	14 (1.8%)	0	1 (0.8%)	13 (2.0%)	
単開腹	12 (1.5%)	0	0	12 (1.9%)	
非手術	108 (13.9%)	0	14 (11.1%)	94 (14.8%)	
total	777	16	126	635	

れていた．T1cでは516例（81.3%）に膵切除が施行され，94例（14.8%）に非手術的治療が選択されていた（表2）．

T1全体では初発症状を認めたものは485例（62.4%）であったが，T1aでは5例（31.3%），T1bでは64例（50.8%），T1cでは416例（65.5%）であり，腫瘍径が

表 3　初発症状

	T1	T1a	T1b	T1c	P 値
初発症状なし	282 (36.3%)	10 (62.5%)	59 (46.8%)	213 (33.5%)	0.0007
初発症状あり	485 (62.4%)	5 (31.3%)	64 (50.8%)	416 (65.5%)	
不明	10 (1.3%)	1 (6.3%)	3 (2.4%)	6 (0.9%)	
初発症状内訳	T1	T1a	T1b	T1c	
腹痛	169 (21.8%)	1 (6.3%)	22 (17.5%)	146 (23.0%)	
体重減少	24 (3.1%)	0	3 (2.4%)	21 (3.3%)	
嘔吐	7 (0.9%)	1 (6.3%)	2 (1.6%)	4 (0.6%)	
食思不振	11 (1.4%)	0	1 (0.8%)	10 (1.6%)	
黄疸	101 (13.0%)	1 (6.3%)	10 (7.9%)	90 (14.2%)	
全身倦怠	18 (2.3%)	0	1 (0.8%)	17 (2.7%)	
腫瘤	5 (0.6%)	0	1 (0.8%)	4 (0.6%)	
背部痛	35 (4.5%)	0	7 (5.6%)	28 (4.4%)	
糖尿病の増悪	76 (9.8%)	2 (12.5%)	6 (4.8%)	68 (10.7%)	
その他	39 (5.0%)	0	11 (8.7%)	28 (4.4%)	

表 4　リンパ節転移

	T1	T1a	T1b	T1c	P 値
N0	548 (70.5%)	13 (81.3%)	103 (81.7%)	432 (68.0%)	0.0202
N1	202 (26.0%)	3 (18.8%)	22 (17.5%)	177 (27.9%)	
NX	27 (3.5%)	0	1 (0.8%)	26 (4.1%)	
total	777	16	126	635	

表 5　遠隔転移

	T1	T1a	T1b	T1c	P 値
M0	671 (86.4%)	14 (87.5%)	115 (91.3%)	542 (85.4%)	0.5012
M1	104 (13.4%)	2 (12.5%)	11 (8.7%)	91 (14.3%)	
不明	2 (0.3%)	0	0	2 (0.3%)	
total	777	16	126	635	

小さくなるにつれて有意に無症状例が多かった（P=0.0007）。初発症状としては，T1全体では腹痛が169例（21.8%）で一番多く，次いで黄疸が101例（13.0%）であった（表3）。

2．リンパ節転移，遠隔転移

リンパ節転移はT1全体で202例（26.0%）に認められた。T1cでは177例（27.9%）とT1aやT1bと比較して有意にリンパ節転移を認めた症例が多かったが（P=0.0202），T1aでも3例（18.8%），T1bでも22例（17.5%）にリンパ節転移が認められた（表4）。

遠隔転移は，T1全体で104例（13.4%）に認められた。T1aで2例（12.5%），T1bで11例（8.7%），T1cで91例（14.3%）に認められたが，統計学的に有意差は認められなかった（表5）。

3．予後

T1症例の全生存曲線を図2に示す。予後不明な24例を除外して解析した。T1全体では，生存期間中央値（median survival time：MST）は48.2ヵ月，5年生存率は44.3%であり，切除例で解析しても5年生存率は50.7%と決して良好とはいえない結果であった（図2）。

T1切除例においてT1a, T1b, T1cの全生存期間を解析すると，5年生存率は，T1aが73.8%，T1bが

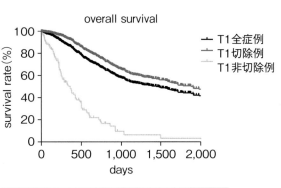

図 2　T1症例の全生存期間

	MST (mo)	2-year	5-year
T1全症例（n=753）	48.2	68.3%	44.3%
＊予後不明24例除く			
切除例（n=630）	62.4	76.2%	50.7%
非切除例（n=123）	11.9	20.2%	3.2%

P<0.0001

62.4%で両群間に有意差はなく，両群の予後は良好とはいえなかった（図3a）。T1cの5年生存率は47.9%でT1bやT1aとT1bを合わせた10 mm以下T1と比較して有意に不良であった（P=0.0255, P=0.0196）（図3a, b）。

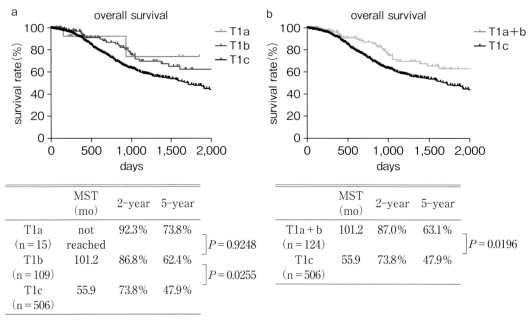

図 3 T1 切除例の全生存期間
a：T1a, T1b, T1c の全生存期間
b：T1a と T1b を合わせた 10 mm 以下 T1（T1a+b）と T1c の比較

III. 考　察

2009年に本誌で膵癌登録における 1 cm 以下の小膵癌の解析結果を報告したが，対象は 2001 年から 2004 年の登録症例であり，通常型膵癌で TS1 は 108 例，そのうち 10 mm 以下は 13 例のみであった[2]。また，観察期間も短かったことから 5 年の長期予後は示されていなかった。2012 年の膵癌登録 30 周年を記念した報告では，1981 年から 2007 年の登録症例を対象に解析され，TS1 膵癌を 10 mm 以下と 10 mm 超で分けた予後が示されているものの，T1 を腫瘍径で分けた生存解析はなされていなかった[3]。今回の解析では，対象期間を 2001 年から 2013 年と拡大したことで通常型膵癌の TS1 症例は 1,954 例，T1 は 777 例と，これまでより多くの症例数を対象に解析することができたが，それでもなお T1a は 16 例，T1b は 126 例であり，10 mm 以下で発見される膵癌がいかに少ないかを物語る結果であった。

Kanno ら[4]は，日本の 14 施設における Stage 0/I 膵癌 200 例を後方視的に集計，解析し，腫瘍径 10 mm 以下の Stage I では術後 10 年生存率が 93.8％であり，10 mm 超 Stage I の術後 10 年生存率 78.9％と比較して予後良好な傾向であったと報告している。本検討では，10 mm 以下の T1 でも術後 5 年生存率は 63.1％で良好とはいえない結果であった。これは，T1a では症例数が少なく誤入力の可能性が否定はできないものの，10 mm 以下の T1 膵癌でもリンパ節転移や遠隔転移を有する症例がある程度含まれている影響があると考えられる。

膵癌取扱い規約第 7 版への改訂で，T1 を T1a, T1b, T1c と区別することになったが，UICC の TNM 分類第 8 版への改訂でも T1 を T1a, T1b, T1c と区別することになった。両分類の T1a, T1b, T1c のカットオフ値は 5 mm, 10 mm と同じであるが，膵癌取扱い規約は膵臓に限局した T1 であり，UICC TNM 分類では膵臓の限局は問わず腫瘍径のみで判定した T1 であるという相違点に注意する必要がある。本検討で，10 mm 以下 T1（T1a+b）は T1c と比較して有意に予後が良好であることが示されたが，T1 を腫瘍径でさらに細かく区別することの意義は今のところ明確にされておらず，今後の検討課題と考えられる。

おわりに

膵癌登録における T1 膵癌の臨床病理学的因子や予後について解析した。10 mm 以下の膵癌であっても予後は満足すべきものではなく，治療成績をさらに向上させていく必要がある。

なお，本研究内容の要旨は第 48 回日本膵臓学会大会（京都）において発表した。

参考文献

1) 江川新一, 武田和憲, 赤田昌典, ほか：小膵癌の全国集計の解析. 膵臓 19：558-566, 2004.
2) 江川新一：膵癌登録された1cm以下の小膵癌の解析. 胆と膵 30：311-316, 2009.
3) Egawa S, Toma H, Ohigashi H, et al.：Japan Pancreatic Cancer Registry；30th year anniversary：Japan Pancreas Society. Pancreas 41：985-992, 2012.
4) Kanno A, Masamune A, Hanada K, et al.：Multicenter study of early pancreatic cancer in Japan. Pancreatology 18：61-67, 2018.

*　　　*　　　*

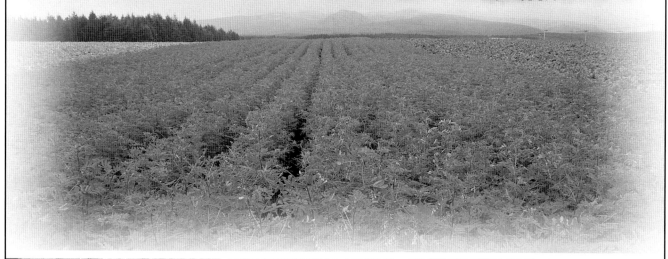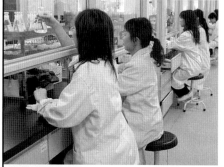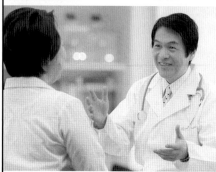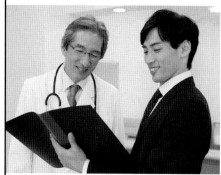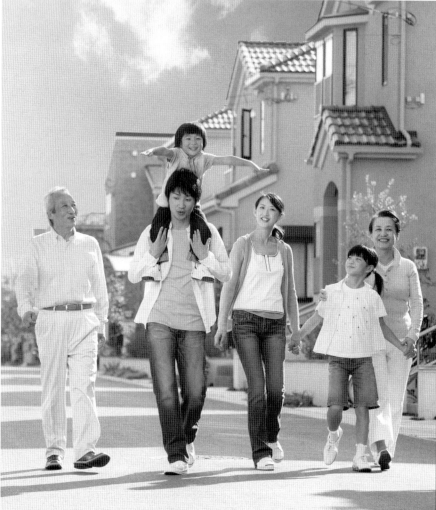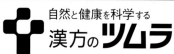

特集

ここまで来た！ 膵癌の早期診断

膵癌の早期診断：腫瘍マーカー

赤尾 潤一[1]・清水 京子[1]

要約：浸潤型膵管癌（膵癌）は診断時の約6割が切除不能進行膵癌とされ，早期診断することでその予後は大幅に改善される。膵癌診療ガイドライン2016年版では，腫瘍マーカーの測定の位置付けは推奨の強さ2，エビデンスレベルCとなっており，とくに早期膵癌では十分とはいえない感度である。本稿では既存の腫瘍マーカーに加え，新規のバイオマーカーについても述べる。腫瘍マーカーは低侵襲で簡便な検査であり，その診断精度の向上が膵癌の早期診断に役立つと思われる。既存の腫瘍マーカーでは膵癌の早期診断には不十分であり，新規バイオマーカーの国内外での研究が進み臨床応用されることにより，膵癌の早期診断が可能になることが期待される。

Key words：膵癌，腫瘍マーカー，バイオマーカー

はじめに

浸潤型膵管癌（膵癌）は診断時の約6割が切除不能進行膵癌とされ，5年生存率は切除不能進行膵癌で0.3％だが，stage 0で85.8％，stage Ⅰaで68.7％，stage Ⅰbで59.7％であり，早期診断することでその予後は大幅に改善される[1]。膵癌早期診断研究会の多施設研究の結果では，stage 0とstage Ⅰを合わせた割合は約2％であり，stage Ⅰまでの膵癌では臨床症状が出現しにくく有症状は全体の23.9％のみであった[2]ことから，リスクファクターの評価も含め詳細な画像検査が必要な患者の抽出が必要と考える。膵癌診療ガイドライン2016年版では，腫瘍マーカーの測定の位置付けは推奨の強さ2，エビデンスレベルCとなっており[3]，膵癌検出感度はCA19-9が70〜80％，SPan-1が70〜80％，DUPAN-2が50〜60％，CEAが30〜60％，CA50が60％とされる[1]。そのほかの腫瘍マーカーについても表1に示す通りである。Stage Ⅰまでの膵癌では腫瘍マーカーを契機に診断されたものは159例中1例の3.7％であった[2]。

腫瘍マーカーは低侵襲で簡便な検査であり，その診断精度の向上が膵癌の早期診断に役立つと思われる。本稿では表1に示した既存の腫瘍マーカーに加えmiRNAなどの新規のバイオマーカーについても述べる。

Ⅰ．既存の腫瘍マーカー

1．CA19-9

CA19-9は，ヒト結腸・直腸癌細胞株SW1116を免疫原とするモノクローナル抗体NS19-9が認識する抗原である。抗原決定基は細胞膜表面に位置するLewis式血液型抗原のうちLewis A糖鎖（Le^a）にシアル酸が付加したシアリルLe^a（sLe^a）とされる。正常組織でも膵管，胆管，胆囊，気管支，唾液腺，胃，大腸，前立腺の上皮細胞に分布しているが，とくに膵管や胆道の上皮細胞の細胞表面に発現しているため膵癌や胆道癌の腫瘍マーカーとして用いられている。膵癌の検出感度は前述の70〜80％とされる。

Le^aを合成するfucosyltransferaseは日本人では5〜10％で欠損しているとされ，この欠損者ではLe^aもsLe^aも合成されない。そのため，進行膵癌であってもCA19-9は測定感度以下となる。またCA19-9は閉塞性黄疸時にも上昇を認めるため，黄疸時にCA19-9が

Diagnosis of Early Stage Pancreatic Cancer: Tumor Marker of Pancreatic Cancer

Junichi Akao et al

1) 東京女子医科大学消化器内科（〒162-8666 新宿区河田町8-1）

表1 腫瘍マーカー一覧

	由来	膵癌での陽性率	陽性となる悪性疾患	陽性となる良性疾患など
CA19-9	1型糖鎖抗原	70～80%	胆道癌，卵巣癌，消化管癌，肺癌	胆石症，胆管炎，膵炎，閉塞性黄疸，糖尿病，気管支拡張症
SPan-1	1型糖鎖抗原	70～80%	胆道癌，肝癌	肝硬変，肝炎，慢性膵炎
DUPAN-2	1型糖鎖抗原	50～60%	胆道癌，肝癌	閉塞性黄疸，肝硬変
CEA	癌胎児性抗原	30～60%	消化管癌，胆道癌，肝癌，甲状腺髄様癌，乳癌，泌尿器癌，子宮癌	肝硬変，肝炎，高齢者，喫煙
CA50	1型糖鎖抗原	60%	胆道癌，消化管癌，卵巣癌	胆石症，胆管炎，閉塞性黄疸，気管支拡張症，女性
SLX	2型糖鎖抗原	50～60%	胆道癌，胃癌，肝癌，卵巣癌，腺癌以外の肺癌	慢性肝疾患，膵炎
STN	母核糖鎖抗原	40%	胆道癌，消化管癌，卵巣癌	良性呼吸器疾患，男性
NCC-ST-439	2型糖鎖抗原	50～60%	胆道癌，消化管癌，肝癌，肺腺癌，乳癌	若年女性，妊娠

上昇している場合には減黄後に再検し再評価することが重要である。

2．SPan-1

SPan-1は，ヒト膵癌細胞株SW1990を免疫原とするモノクローナル抗体を認識する抗原である。SPan-1はLewis血液型や黄疸にも影響されないことで，そのような症例でCA19-9よりも有用と考えられる。診断感度は70～80%とされる。

しかし，加齢とともに上昇することや女性でやや高値になることや，良性疾患での偽陽性率が高いことに注意を要する。

3．DUPAN-2

DUPAN-2は，ヒト膵癌培養細胞に対するモノクローナル抗体が認識する糖鎖抗原である。DUPAN-2もSPan-1同様，Lewis血液型に影響を受けないとされる。診断感度は50～60%である。

膵癌のほか，肝癌や胆道癌でも高い陽性率が認められ，肝炎や肝硬変でも陽性となるため注意が必要である。

4．CEA

CEAは，ヒト大腸癌組織抽出液から見出された50～70%の糖を含んだ酸性糖タンパク質である。内胚葉由来の癌で陽性となり，とくに消化管癌で陽性率が高い。膵癌の診断感度は30～60%である。

加齢とともに上昇することや喫煙者で高値となることに留意が必要である。

5．CA50

CA50はヒト大腸癌細胞株Colo-205を免疫原とするモノクローナル抗体C-50により認識される糖鎖抗原で，CA19-9に交差反応性を示す。診断感度は60%である。

Lewis式血液型陰性者でもCA50は検出されるという利点はあるが，抗原決定基の類似性からCA19-9とCA50は高い相関性を示すため，Lewis式血液型陽性者でこの両者を併用する利点は乏しい。また，女性で高値になる傾向がある。

6．SLX

SLXは，ヒト大腸癌肝転移組織から抽出された糖脂質である6Bフコガングリオシドに対するモノクローナル抗体が認識する2型糖鎖抗原であり。抗原決定基は，2型糖鎖の基幹領域であるi抗原とLewis x（Le^x）糖鎖にシアル酸が結合したシアリルLe^xが結合したものである。

SLXは膵癌のほか，肺腺癌，卵巣癌で高い陽性率を示すが，良性疾患での偽陽性率は低い。膵癌での陽性率は58%，偽陽性率は6%と報告される[4]。

またLewis式血液型の影響は受けない利点がある。

7．STN

STNは，ヒツジ顎下腺ムチンに対するモノクローナル抗体が認識する糖鎖抗原で，母核糖鎖関連抗原に分類される，ムチン型糖タンパクである。

STNは，膵癌や消化器癌以外では卵巣癌で高値を示し，膵癌の陽性率は40%で，偽陽性率は4.1%と低いと報告される[5]。

男性は女性より高値となる傾向があり，50～60歳代にピークがある。血液型にも若干の影響があり，AB型やB型でやや高くなる。

8．NCC-ST-439

NCC-ST-439は，ヒト胃癌細胞株St-4を免疫原とするモノクローナル抗体により認識される末端にシアル酸残基を有するムチン型糖タンパクである。抗原決定基はシアリルLe^xと母核糖鎖抗原のTn抗原が結合した構造である。

膵癌，胆道癌をはじめとする消化器癌のほか，乳癌でも陽性となる。膵癌での陽性率は58.5%であり，偽

陽性率は低くとくに慢性膵炎での偽陽性はみられなかったと報告があり[6]，膵癌と慢性膵炎の鑑別に有効と考える。

女性では若年者や妊婦でも高値となる傾向がある。

II．新規のバイオマーカー

1．miRNA

miRNAは，塩基対の長さが17～22個の塩基程度のRNAであり，タンパク質をコードしないが抑制的に遺伝子発現を制御する。そのため，発癌や転移の調整に重要な役割を果たすとされる。Schultzら[7]は，膵癌患者（切除可能44例，切除不能365例），慢性膵炎患者，健常人の全血を用いてmiRNAの組み合わせで2組の診断パネルを作成し検証している。一つは4種類のmiRNA（miR-145，miR-150，miR-223，miR-636）からなるインデックスIで，もう一つは10種類のmiRNA（miR-26b，miR-34a，miR-122，miR-126，miR-145，miR-150，miR-223，miR-505，miR-636，miR-885.5p）からなるインデックスIIである。膵癌におけるROC曲線下面積（AUC）は，インデックスIが0.86，感度は0.85，特異度は0.64であった。インデックスIIはそれぞれ0.93，0.85，0.85であった。またCA19-9と組み合わせることで診断精度の上昇を報告している。Stage IとIIの早期膵癌患者において，インデックスIのAUCは0.80，感度は0.77，特異度は0.66であり，CA19-9と組み合わせた場合にそれぞれ0.83，0.74，0.96であった。インデックスIIのAUCは0.91，感度は0.80，特異度は0.82であり，CA19-9と組み合わせた場合にそれぞれ0.91，0.73，0.97であった。そのほか，切除可能膵癌に限った検証では血清を用いて行ったmiR-192の診断感度は76％，特異度55％の報告がある[8]。

また，より高い診断能を得るため，血清miRNAマーカーをさまざまに組み合わせた計算式（判別式）を用いる方法もとられており，もっとも診断能の高い判別式は感度94.3％とCA19-9を大きく上回る結果であったとされ，多施設前向き研究が行われている[9]。

2．apoAII-ATQ/AT

apoAII-ATQ/AT（C-terminal truncations of the apoAII homo-dimer）は，アポリポプロテインAII（apoAII）のアイソフォームであり，膵癌患者で減少しており，膵癌の早期検出のための血漿バイオマーカーとしての有用性が報告されている。151例のstage Iとstage IIの患者が含まれる健常者，膵癌，消化器疾患の患者1,156例での検証では，健常者対照群から早期膵癌患者を判別しただけではなく膵臓悪性腫瘍のリスクが高い患者も判別し，またstage Iとstage IIの患者での検討でもapoAII-ATQ/ATのAUCはCA19-9よりも高かったと報告している[10]。

3．IGFBP2，IGFBP3

血中タンパク質であるinsulin-like growth factor-binding protein（IGFBP）2とIGFBP3が早期膵癌患者で健常者と比較し変動（IGFBP2は増加，IGFBP3は減少）があり，CA19-9と組み合わせることでCA19-9単独よりも効果的であると報告された[11]。また同報告でCA19-9が陰性であった早期膵癌患者15例のうち，12例（IGFBP2は8例，IGFBP3は10例）で変動があり，その有用性が期待される。

おわりに

膵癌の腫瘍マーカーは，従来使用されていたCA19-9などではとくに早期膵癌では陽性率は十分ではなく，今回述べた新規のmiRNAやapoAII-ATQ/AT，IGFBP2，IGFBP3などのバイオマーカーが注目されている。これらの国内外での研究により，膵癌の早期診断が可能になり臨床への応用が期待される。

参考文献

1) 日本膵臓学会編：膵癌登録報告2007. 膵臓 **22**：e1-e427, 2007.
2) 菅野敦, 正宗淳, 花田敬士, ほか：膵癌早期診断の現状. 膵臓 **32**：16-22, 2017.
3) 日本膵臓学会編：膵癌診療ガイドライン2016年版. 金原出版, 2016.
4) 河上浩康, 澤武紀雄, 竹森康弘, ほか：各種消化器癌における血清SLX（sialyl SSEA-1）測定の臨床的有用性. 日消誌 **86**：1141-1148, 1989.
5) Motoo Y, Kawakami H, Watanabe H, et al.: Serum sialyl-Tn antigen levels in patients with digestive cancers. Oncology **48**：321-326, 1991.
6) 進藤仁, 林直諒, 小松達司, ほか：消化器疾患におけるNCC-ST-439の臨床的検討. 医療 **45**：27-31, 1991.
7) Schultz NA, Dehlendorff C, Jensen BV, et al.: MicroRNA biomarkers in whole blood for detection of pancreatic cancer. JAMA **311**：392-404, 2014.
8) Zhao C, Zhang J, Zhang S, et al.: Diagnostic and biological significance of microRNA-192 in pancreatic ductal adenocarcinoma. Oncol Rep **30**：276-284, 2013.
9) 光永修一, 小嶋基寛, 池田公史, ほか：膵癌早期診断を目指した血清マイクロRNA検査の研究開発. 膵臓 **32**：56-61, 2017.
10) Honda K, Kobayashi M, Okusaka T, et al.: Plasma

biomarker for detection of early stage pancreatic cancer and risk factors for pancreatic malignancy using antibodies for apolipoprotein-A II isoforms. Sci Rep **5**: 15921, 2015.

11) Yoneyama T, Ohtsuki S, Honda K, et al.: Identification of IGFBP2 and IGFBP3 As Compensatory Biomarkers for CA19-9 in Early-Stage Pancreatic Cancer Using a Combination of Antibody-Based and LC-MS/MS-Based Proteomics. PLoS One **11**: e0161009, 2016.

* * *

特集

ここまで来た！　膵癌の早期診断

膵癌早期診断における家族性膵癌登録の役割

高折　恭一[1]・森実　千種[2]・北野　雅之[3]・肱岡　範[2]・谷内田真一[4]・岡崎　和一[5]

要約：家族性膵癌登録は，膵癌早期診断実現への一つの切札として注目されている。膵癌患者の5～10%は家族性膵癌で，家族性膵癌家系においては膵癌発症率が有意に高いことが欧米の家族性膵癌登録制度で示されてきた。我が国では2014年に日本膵臓学会家族性膵癌登録制度が開始され，全国の登録施設においてオンライン登録システムを利用して症例集積が進められている。付随研究として，膵癌早期診断にむけたスクリーニングに関するエキスパート・コンセンサス（北野雅之班長）について検討を進めている。さらに，家族性膵癌登録制度を基盤として，スクリーニング検診の前向き検討（肱岡範班長）が計画されているところである。また，早期診断マーカー開発をめざして，次世代シークエンス技術を用いた家族性膵癌家系におけるゲノム解析（谷内田真一班長）が企画されている。これらの付随研究を中心として，高リスク群において前向き検討を行うことで，膵癌早期診断を実現したいと考える。

Key words：日本膵臓学会，家族性膵癌登録制度，JFPCR，CAPS

はじめに

一対以上の第一度近親者（親子・兄弟姉妹）に膵癌患者のいる家系を家族性膵癌家系といい，家族性膵癌家系に発生した膵癌を家族性膵癌とよぶ[1]。膵癌の5～10%は家族性膵癌であり，家族性膵癌家系においては，膵癌発症リスクが有意に高いことが示されている[1]。そこで，家族性膵癌家系をはじめとする高リスク群において定期的検診を行う試みが欧米の先進施設で続けられている[2,3]。本邦では，日本膵臓学会が中心となって家族性膵癌登録制度を運用し，さらに付随研究により膵癌早期診断を実現する努力を行っている。ここでは，家族性膵癌登録制度の概要とともに，膵癌早期診断のためのスクリーニング検診に関する現在のコンセンサスと今後の展望について述べる。

I．家族性膵癌とは

家族性膵癌という概念の形成は，1950年前後から親子・兄弟姉妹で膵癌が多発した家系が報告されるようになったことに端を発する[1,2]。その後，一対以上の第一度近親者（親子・兄弟姉妹）に膵癌患者のいる家系を家族性膵癌家系と定義するようになった。家族性膵癌の遺伝子学的背景には不明な点が多く，実際にどのような遺伝子異常が背景にあるか判明しているのは家族性膵癌全体の20%ほどに過ぎない[1]。また，さまざまな家族性癌症候群の家系においても膵癌の発症リスクが高いことが知られており，Peutz-Jeghers症候群の関連遺伝子である*STK11*遺伝子の異常を伴う家系では膵癌発症リスクは132倍，*CDKN2A*遺伝子の変異を伴うことが多いfamilial atypical multiple mole melanoma（FAMMM）家系では9～47倍，*hMSH2*, *hMLH1*などのミスマッチ修復遺伝子の異常を認めるLynch症候群では約8.6倍と報告されている[1]。慣例と

Role of Japanese Familial Pancreatic Cancer Registry in Early Diagnosis of Pancreatic Cancer
Kyoichi Takaori et al

1) 京都大学大学院医学研究科外科学講座肝胆膵・移植外科分野（〒606-8507 京都市左京区聖護院川原町54）
2) 国立がん研究センター中央病院肝胆膵内科
3) 和歌山県立医科大学第二内科（消化器内科）
4) 大阪大学大学院医学系研究科医学専攻ゲノム生物学講座・がんゲノム情報学
5) 関西医科大学内科学第三講座（消化器肝臓内科）

して，これらの既知の家族性癌症候群家系で発生した膵癌は家族性膵癌には含めない[2]。また PRSS1 変異を伴う遺伝性膵炎家系では膵癌発症リスクは 53〜87 倍と非常に高いが，これも定義上は家族性膵癌には含めない[1,2]。一方，遺伝性乳癌および遺伝性卵巣癌の関連遺伝子である BRCA1 および BRCA2 は膵癌にも関連しており，家族性膵癌の約 10% に BRCA2 変異を認めたと報告されている[2]。しかし，BRCA2 変異を伴う家系でも膵癌が全く発症しない家系も多く，BRCA2 変異以外にも，膵癌発症に関与している遺伝的背景がある可能性がある。最近では，ATM 変異も家族性膵癌の関連遺伝子として注目されている[4]。

諸外国では家族性膵癌は膵癌全体の約 5〜10% を占め，本邦では Matsubayashi ら[1〜3]の調査したコホートにおいては約 7% であったと報告されている。したがって，膵癌患者の 10〜20 人に 1 人は家族性膵癌であることになり，我が国では毎年 2,000 人以上が家族性膵癌に罹患していると推定されている。

家族性膵癌家系における膵癌発症リスクは，近親者に膵癌患者が多いほど上昇し，3 人の第一度近親者に膵癌患者がいる場合には 32 倍に達すると報告されている[5]。

II．家族性膵癌登録制度

1990 年代から家族性膵癌に関する研究が欧米で活発に行われるようになり，Johns Hopkins 病院では National Familial Pancreatic Tumor Registry (NFPTR) が発足し，家族性膵癌家系を含めた膵癌患者とその家族の登録と追跡調査が開始された[6]。そのほかにも，登録制度が施設単位または小グループで設立され，家族性膵癌家系を含めた高リスク群を対象としてスクリーニング検診が行われてきている。我が国では，2013 年に日本膵臓学会が全国規模の家族性膵癌レジストリを設立し，倫理委員会の承認を受けて，2014 年に京都大学医学部附属病院で日本膵臓学会家族性膵癌登録制度（JFPCR：愛称 Family PaC Study）の運用を開始した。現在では全国 8 施設（表 1）でオンラインシステムを利用して登録が可能となっている。登録が可能なのは表 2 に示した適格基準に相当する個人であり，登録者は担当者から説明を受けた後に，質問票に回答を記入する。質問票には，登録者本人の病歴・生活習慣，家族の病歴等に加えて，リスクファクターとして関連のある喫煙，糖尿病，ピロリ菌感染歴などについて回答する。全国の登録施設で収集したデータは匿名化し，京都大学大学院医学研究科附属ゲノム医学センターに設置したサーバーで一元管理している。これまでに，67 家系，524 人が登録されている。年 1 回，登録された家系の連絡担当者に手紙で追跡調査用紙を送付，返信で近況報告（家族内に癌の発症者がいないかなどの情報）を受ける。この追跡調査により疫学的研究を行うと同時に，家族性膵癌レジストリを基盤とした付随研究を計画している。

表 1 日本膵臓学会家族性膵癌登録制度による登録を実施している施設（平成 30 年 7 月）

手稲渓仁会病院
東北大学病院
国立がん研究センター中央病院
杏林大学医学部付属病院
横浜市立大学附属病院
神奈川県立がんセンター
静岡県立静岡がんセンター
京都大学医学部附属病院（事務局）
和歌山県立医科大学附属病院
四国がんセンター
九州がんセンター

III．スクリーニング検診に関するコンセンサス

諸外国では，膵癌発症リスクの高い家族性腫瘍症候群や家族性膵癌家系を対象に，膵癌早期診断を目的としたスクリーニング検診を実施するプロジェクトが行われてきた[1,2]。Johns Hopkins 病院では，家族性膵癌家系の 72 名を含む高リスク群 78 名を対象に，コンピューター断層撮影（CT）と超音波内視鏡（EUS）によるスクリーニング検査を実施し，1〜4 年間という比較的短い観察期間で，17 名（22%）に膵病変を示唆する画像所見を認め，生検で 8 名（10%）に腫瘍性病変が確認された。そのうち 7 名が手術を受け，切除膵標本には膵管内乳頭状粘液性腫瘍（intraductal papillary mucinous neoplasm：IPMN）あるいは膵管内腫瘍性病変（pancreatic intraepithelial neoplasia：PanIN）が認められた[6]。一般人口を対象にした検診では膵癌あるいはその関連病変が診断されることは極めてまれである[7]のに対して，（すべての IPMN や PanIN が切除対象となるかという議論はあるが）非常に高い頻度で拾い上げができていることは特筆に値する。その後も多くの先端施設で，膵癌発症リスクの高い家族性腫瘍症候群や家族性膵癌家系を対象に，膵癌早期診断を目的としたスクリーニング検診を実施するプロジェクトが行われてきており，一定の成果をあげている[1,2]。最近

表2 家族性膵癌登録制度の登録適格基準

1．選択基準
　1）膵腫瘍患者：画像診断学的かつ病理学的に膵癌または膵癌に関連する膵腫瘍と診断された患者のうち，膵腫瘍の病理診断書等を登録施設に提出可能で，家族性膵癌登録制度への登録を希望し，本研究への参加に同意するもの．
　2）膵腫瘍患者の家族：膵癌または膵癌に関連する膵腫瘍患者の第一度近親者・第二度近親者または配偶者で，膵腫瘍患者の膵腫瘍の病理診断書等を登録施設に提出可能で，家族性膵癌登録制度への登録を希望し，本研究への参加に同意するもの，かつ，膵癌または膵癌に関連する膵腫瘍患者自身（患者自身が死亡しているなど同意取得不可能な場合にはその遺族または法定代理人）が，登録施設への診療情報開示に同意しているもの．
　3）膵癌に関連する遺伝性腫瘍家系・遺伝性膵炎家系の個人：Lynch症候群，Peutz-Jeghers症候群，familial atypical multiple mole melanoma（FAMMM），familial adenomatous polyposis（FAP），遺伝性乳腺卵巣癌症候群などの既知の家族性（あるいは遺伝性）癌症候群などの，膵癌に関連する遺伝性腫瘍家系，および遺伝性膵炎家系に属する個人で，家族性膵癌登録制度への登録を希望し，本研究への参加に同意するもの．

2．除外基準
　1）文書もしくは口頭で本研究への参加に同意を得られない場合．
　2）家族歴について十分な情報が得られない場合．

では，International Cancer of the Pancreas Screening（CAPS）Consortiumにより，国際多施設共同研究として，家族性膵癌家系を含めたハイリスク群を対象としたスクリーニング検診に関する検討が行われている[8]．このような諸外国における状況を見据えたうえで，日本膵臓学会では，家族性膵癌レジストリ委員会を中心として膵癌早期診断にむけたスクリーニングに関するエキスパート・コンセンサスについて検討している（班長：北野雅之）．その最終的な検討結果は未発表であるが，これまでの学会発表を簡単にまとめてみたい．従来の研究では，一般人口を対象にした膵癌早期診断スクリーニングは費用対効果が期待できず，また偽陽性率が高いことが問題となっていた．そこで，このエキスパート・コンセンサスでは，①第一度近親者に2名以上の膵癌患者がいる，②膵癌に関連した遺伝子異常をもつ（Peutz-Jeghers症候群など），③第一度近親者に膵癌患者がおり，かつ自身が何らかの膵癌関連遺伝子変異を有する，のいずれかの条件に該当する個人を対象としてスクリーニングを実施することを推奨している．膵の画像診断は，主に膵実質を描出する検査と，主に膵管を描出する検査に大別できる．膵実質を描出する代表的検査として，造影CT，超音波内視鏡，腹部超音波検査，膵管を描出する代表的検査として，MRIがあげられる．エキスパート・コンセンサスでは，膵実質を描出する検査と膵管を描出する検査の両方を実施することを推奨している．とくに超音波内視鏡は高解像度であるため，高リスク群においてはもっとも重要な検査と考えられている．経過観察の方法としては，造影CT，超音波内視鏡，腹部超音波，MRIのうちのどれか1種類以上を，6ヵ月間隔で実施することが推奨されている．また，膵実質を描出する検査と膵管を描出する検査を交互に実施することが望ましい．なお，造影CT検査では膵実質を詳細に観察できるが，家族性癌症候群家系の中には放射線被曝によって発がんリスクが有意に上昇する家系もあることを考慮する必要がある．経過観察で，何らかの画像上の変化が出現した場合には，他の画像検査を含めて精密検査を実施することが重要である．画像診断と同時期に血液検査を実施し，血液中の膵酵素，腫瘍マーカーなどの変動についても継時的に観察することが望ましい．

Ⅳ．今後の展望

すでに，家族性膵癌登録制度を基盤として，スクリーニング検診の前向き検討（班長：肱岡範）を行うべく計画を作成中である．これまでのところ，最大の問題は検診費用をどのように捻出するかという点にある．現在の我が国の保険診療では，家族性膵癌家系などの高リスク群であっても，それだけでは検査費用は保険償還されない．一方，すべての検査費用を研究費として調達することは困難である．そこで，自費診療や，すでに何らかの異常を膵臓に認める個人を対象に保険診療の範囲で行うことなどが考えられるが，施設によってスタンスが異なるため，結論は出ていない．現時点では，段階的に各施設で可能な範囲でパイロット研究を行うことが提案されており，そのような研究結果を取りまとめていくことも必要になると考えている．

ほとんどの膵癌診断マーカーは，健常者と膵癌患者を比較して開発されたものなので，早期診断マーカーとはなり得ず，実際にCA19-9を超えるマーカーを得ることができていない．したがって，真の早期診断マーカーの開発には，高リスク群において検体を前向きに継時的採取し，膵発癌の瞬間を捉える必要がある（図1）．家族性膵癌登録の付随研究として，高リスク群において前向き（prospective）に継時的採血を行う

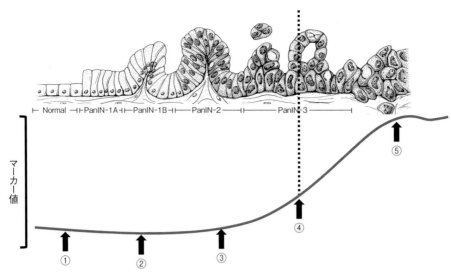

図1 膵癌早期診断マーカー開発のコンセプト
上段は前駆病変(PanIN)から膵癌への進展の模式図であり,下段は仮想の診断マーカーの値の変化を示す。従来の診断マーカーは健常者(サンプル①)と癌患者(サンプル⑤)を比較して同定されてきた。しかし,高リスク群においてprospectiveかつ定期的にサンプルを採取しておき(サンプル②〜④),膵癌を発症した個人のサンプルを調べれば,浸潤癌となる直前のサンプル④で上昇しているマーカーを発見することが可能となる。

ことにより早期診断バイオマーカーの開発や,次世代シークエンス技術などを用いて本邦における家族性膵癌関連遺伝子の特定を行うことが企画されている(班長:谷内田真一)。

家族性膵癌登録制度を利用した研究における最大のメリットは,高リスク群において前向きに経過観察を行うことができることにある。実際に膵癌の発生過程を捉えるためには,十分な人数と家系数の高リスク群を集積し,長期間の経過観察を実施することが前提となる。その目的を達成するまでには相当の年数を要すると想定され,家族性膵癌登録制度はその研究の途についたところではあるが,着実に登録と付随研究を進めることにより,膵癌早期診断という積年の課題を達成していきたいと考えている。

参考文献

1) Matsubayashi H, Takaori K, Morizane C, et al.: Familial pancreatic cancer: Concept, management and issues. World J Gastroenterol **23**: 935-948, 2017.
2) Wada K, Takaori K, Traverso LW, et al.: Clinical importance of Familial Pancreatic Cancer Registry in Japan: a report from kick-off meeting at International Symposium on Pancreas Cancer 2012. J Hepatobiliary Pancreat Sci **20**: 557-566, 2013.
3) Matsubayashi H, Maeda A, Kanemoto H, et al.: Risk factors of familial pancreatic cancer in Japan: current smoking and recent onset of diabetes. Pancreas **40**: 974-978, 2011.
4) Roberts NJ, Jiao Y, Yu J, et al.: ATM mutations in patients with hereditary pancreatic cancer. Cancer Discov **2**: 41, 2012.
5) Klein AP, Brune KA, Petersen GM, et al.: Prospective risk of pancreatic cancer in familial pancreatic cancer kindreds. Cancer Res **64**: 2634-2638, 2004.
6) Canto MI, Goggins M, Hruban RH, et al.: Screening for early pancreatic neoplasia in high-risk individuals: a prospective controlled study. Clin Gastroenterol Hepatol **4**: 766-781, 2006.
7) Wada K, Takaori K, Traverso LW: Screening for Pancreatic Cancer. Surg Clin North Am **95**: 1041-1052, 2015.
8) Canto MI, Harinck F, Hruban RH, et al.: International Cancer of the Pancreas Screening (CAPS) Consortium summit on the management of patients with increased risk for familial pancreatic cancer. Gut **62**: 339-347, 2013.

* * *

特集　ここまで来た！　膵癌の早期診断

ハイリスク群における診断法のストラテジー

吉田　岳市[1]・北野　雅之[1]・糸永　昌弘[1]・割栢　健史[2]・村田　晋一[2]・山上　裕機[3]

要約：膵癌の予後改善のために早期診断が必要である。腫瘍径の小さな段階で診断するためには，膵癌のハイリスクに対してスクリーニング検査を行うことが効率的である。膵臓に所見を有する症例は，所見のない症例に比べてさらに高リスクであり，より感度の高い検査を繰り返し行うことで早期診断につながると考えられる。超音波内視鏡はより小さながんも高感度に同定しうる有用な検査である。膵管拡張は小さな膵癌の間接所見として非常に重要である。膵癌ハイリスクに対して，積極的なスクリーニングを行うことで，多くの膵癌が早期に発見されることを期待したい。

Key words：early detection, high risk, pancreatic cancer

Strategy for the Detection of Early Pancreatic Cancer Among High-Risk Subjects
Takeichi Yoshida et al
1) 和歌山県立医科大学消化器内科（〒641-0012 和歌山市紀三井寺811-1）
2) 同　人体病理学
3) 同　外科学第2講座

はじめに

　膵癌は予後不良である。本邦での膵癌死亡は33,475人（2016年）で，地域がん登録における5年相対生存率（2006〜2008年診断例）は7.7％と全臓器がんのなかでもっとも低い[1]。早期膵癌の定義は未確立であるものの，日本膵臓学会の膵癌登録の成績によると，腫瘍径が1cm以下では5年生存率が80.4％と報告される[2]など，腫瘍径の小さな膵癌は長期予後が期待できる[2,3]。本邦での膵癌の罹患率は29.2（/10万人）[1]で，胃癌（103.6）や大腸癌（103.2）に比べて低く，全国民を対象とする膵癌検診は現実的ではない。現状では，腫瘍径が小さな段階で膵癌をより多く発見するためには，膵癌のハイリスクに対して積極的にスクリーニング検査をすることが効率的であると考える。

　これまでに膵癌のハイリスクおよび早期診断法に関する多方面からの知見が蓄積されている。膵癌診療ガイドラインでは膵癌のリスクファクターおよび早期診断に関するステートメントが作成され[4]，分かりやすく整理された。さらに国内14施設の病理学的にstage 0，Ⅰと確定された膵癌合計200例の検討結果が報告[5]され，早期診断された膵癌の特徴が明らかになってきた。

　本稿では，これら最新の報告を踏まえて，膵癌のハイリスク，早期診断に有用な画像所見，診断方法を含めて診断ストラテジーを概説する。

Ⅰ．膵癌ハイリスク

　膵癌のハイリスクは，膵臓画像所見の有無により層別化できる。膵臓画像所見を有する症例は膵癌リスクがとくに高い超高危険群と考えられ，慎重なフォローアップが必要である。膵臓画像所見を有さない症例も，膵臓画像所見を同定すれば超高危険群として扱うのが適切と考える。

1．膵癌高危険群

　2型糖尿病，喫煙，膵癌家族歴，肥満，多飲酒などのリスクファクターを複数有する場合は，膵癌検査を行うことが提案されている[4]。

　膵癌の具体的なリスクは糖尿病で1.9倍，とくに発症2年以内でもっとも高い[10,11]。膵癌登録では，糖尿病の増悪は診断契機の5.4％を占めた[12]。喫煙は1.7倍で，喫煙本数と相関する。禁煙後10年以上でも膵癌リスクは高く，遺伝性膵癌や糖尿病，肥満などの他のリスクファクターによる膵癌リスクを増加させる[13〜15]。

2人以上の第一度近親者に膵癌がいる家族性膵癌家系の膵癌リスクは6.8倍,散発性膵癌の家族でも1.7～2.4倍である[16,17]。50歳未満の若年発症の膵癌患者が家族にいる場合,散発性膵癌の家系では膵臓癌リスクに影響しないが,家族性膵癌ではリスクは9.3倍に上昇する[16]。これらの症例に対して膵癌スクリーニング検査を行った結果,膵臓に所見を認めた場合は膵臓画像所見あり(超高危険群)として扱うことが必要と考える。

2. 超高危険群(膵臓画像所見あり)

検診や他疾患のスクリーニングなどの画像検査で偶発的に膵臓画像所見を発見される症例が該当する。膵管拡張,膵管狭窄,膵囊胞は早期膵癌の間接所見である可能性がある。膵管内乳頭粘液腫瘍(IPMN)の膵臓癌発生率は年率1.1～2.5%と報告[6-8]されている。IPMNに関連する膵癌は,IPMN併存膵癌と由来癌に大別される。慢性膵炎の膵癌リスクは11.9倍と高い[9]。これらの症例は,膵臓画像所見なし症例に比べて膵癌のリスクが極めて高く,膵癌超高危険群とみなしてよい。膵臓画像所見なし症例に比べて,より膵癌診断能の高い検査により検査間隔を短くして膵癌スクリーニングを行うことが必要と考えられる。

II. 膵癌早期診断の画像所見―主膵管拡張,囊胞性病変が間接所見として重要である

膵癌ハイリスクに対して積極的な画像検査が重要である。正常の膵管像を呈する膵癌は3%未満と報告されており,画像診断で膵臓内に腫瘤性病変がなくても,膵管に異常所見を認める場合は注意が必要である。実際,本邦での早期膵癌症例を集積した報告によると,病理学的に確認されたStage 0において,腫瘤性病変を確認できた症例はなく,むしろ膵管拡張が重要な所見であることが示唆されている[5]。

III. 膵癌早期診断のための画像診断法

腹部超音波(US)は簡便で侵襲のない安全な検査として,検診や外来で頻用されている。早期膵癌の検出率は50%程度と低いものの主膵管拡張,膵囊胞性病変はほぼ全例描出可能とされる。ただ,消化管ガスや肥満により超音波が反射・減衰するため,膵尾部や膵鉤部の検出率が低いことを念頭に置く必要がある。

CTは空間分解能が高く造影剤の使用により血流動態が把握できるので,診断に有用である。さらにCTは病期診断にも使用されるため,膵癌診断に欠かせない画像診断法である。早期膵癌における造影CT,造影MDCTの感度は33～75%とされる[4]。

MRIは近年性能が向上し高分解能(3テスラ以上)のdynamic MRIおよび拡散強調像(diffusion-weighted MRI)による膵癌診断能は造影CTとほぼ同等の感度,特異度と報告されている[18,19]。またMRIはCTと異なりX線被曝がないことより高リスクに対して繰り返して検査を行える。さらに膵管の評価においてMRCPはERCPと同等の診断能を有すると考えられている。

超音波内視鏡検査(EUS)は早期膵癌の検出率が84～100%と他の画像診断に比べて高く有用である[20-24]。とくにIPMNに伴う併存膵癌を早期診断するにはもっとも適した画像診断である[25]。また膵癌が疑われる状況でCTなど他の画像で病変を指摘されない場合でも,EUSでは小膵癌を同定しうると報告されている[26-28]。閉塞性黄疸などで他の画像により診断が得られない場合,EUSによる評価を追加することが重要と考えられる。膵臓画像所見あり(超高危険群)に対する膵癌スクリーニング検査としてもっとも適していると考えられる。ただ,EUSを施行できる施設に限りがあること,比較的侵襲的な検査である点を踏まえて検査の前には十分な説明が必要である。

ポジトロン断層撮影(PET)は2 cmを超える膵腫瘍では検出率が90%以上[29]であり,CTあるいはMRIと比較しても同等とされるが,早期膵癌の検出能について評価は定まっていない。

上記の1つに限らず複数の画像検査法を用いてフォローアップすることで,早期膵癌の検出感度が向上すると考えられる。どの画像検査法でも腫瘍を認めない場合でも,膵管狭窄や膵管拡張を認める症例は,引き続きフォローアップを行うことが重要である。

また,膵囊胞性病変のフォローアップにおいて,IPMN併存膵癌は高頻度に発生する。超音波内視鏡は他の画像診断法に比べてIPMN併存膵癌の診断能が高い[25]。IPMNのフォローアップに超音波内視鏡を用いることで,膵癌が早期に診断されることが期待されている。

IV. 膵癌早期診断のための病理診断法

術前に膵癌と画像診断された病変の5～10%で良性疾患と報告[30,31]されており,手術侵襲の大きさを考慮すると積極的に術前生検することが提案されている。EUS-FNAは膵癌診断の感度・特異度ともに高く確定診断に必須の検査である[32-34]。また化学療法を行う前にも神経内分泌腫瘍や転移性腫瘍との鑑別など,腫

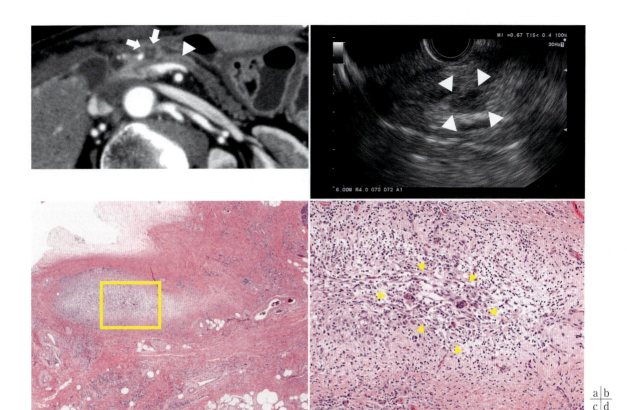

図 1 IPMN に併存した小膵癌の 1 例
a：造影 CT　膵頭部に多房性囊胞（10 mm 大，矢印），膵体部に主膵管狭窄（矢頭）と尾側膵管拡張を認める。腫瘍は明らかでない。
b：超音波内視鏡　主膵管狭窄部に一致して低エコー腫瘤（8 mm 大，矢頭）を認める。
c：病理組織（HE 染色ルーペ像）　肉芽・線維化を認める。中央部にはわずかに異型細胞を認める。
d：病理組織（HE 染色（C の四角部分 100 倍拡大像）　異型細胞の小型胞巣（0.2 mm，矢頭）を認める。

瘍性病変の組織型を知り治療薬決定目的にも重要である。EUS-FNA の偶発症は 0〜11％程度とされ，安全に行える手技であると考えられている。

内視鏡的逆行性胆管膵管造影（ERCP）は膵管の異常所見の検出に有用である。複数回膵液細胞診は小膵癌で感度が高く，EUS-FNA との併用で診断能が向上する可能性が報告されている。ERCP での細胞診は感度が低く（21〜49％程度）[35]，急性膵炎などの偶発症も懸念されるが，上皮内癌の診断には唯一の確定診断法である。腫瘤を認めない膵管狭窄や膵管拡張の症例に対しては，EUS-FNA は実施できないため，ERCP が病理診断のための唯一の選択肢である。

V. 症例提示

75 歳の女性。人間ドックの腹部超音波で膵頭部に膵囊胞性病変を指摘，前医で MRCP が施行され膵頭部の多房性囊胞性病変以外に膵体部の主膵管狭窄と尾側膵管拡張を指摘された。造影 CT では腫瘤は明らかではなかった（図 1a）。超音波内視鏡では，主膵管狭窄部に一致して低エコー腫瘤を認めた（図 1b）。膵癌と診断し，術前化学療法後に外科切除を施行した。病理組織標本には，肉芽・線維化を認め（図 1c），その中央部に異型細胞の小型胞巣を認めた（図 1d）。

おわりに

一般診療において拾い上げ・存在診断から確定診断・病理診断まで膵癌診断のストラテジーが啓発され，早期診断・治療の症例が増えることが膵癌の予後向上につながると期待される。

参考文献

1) Cancer Information Service NCCJ：Cancer Statistics in Japan 2017.
2) Egawa S, Toma H, Ohigashi H, et al.：Japan Pancreatic Cancer Registry；30th year anniversary：Japan Pancreas Society. Pancreas **41**：985-992, 2012.
3) Hur C, Tramontano AC, Dowling EC, et al.：Early pancreatic ductal adenocarcinoma survival is depen-

dent on Size : Positive implications for future targeted screening. Pancreas 45 : 1062-1066, 2016.
4) 日本膵臓学会膵癌診療ガイドライン改訂委員会編：膵癌診療ガイドライン 2016 年版. 金原出版, 2016.
5) Kanno A, Masamune A, Hanada K, et al.: Multicenter study of early pancreatic cancer in Japan. Pancreatology 18 : 61-67, 2018.
6) Kobayashi G, Fujita N, Maguchi H, et al.: Natural history of branch duct intraductal papillary mucinous neoplasm with mural nodules : A Japan Pancreas Society multicenter study. Pancreas 43 : 532-538, 2014.
7) Uehara H, Nakaizumi A, Ishikawa O, et al.: Development of ductal carcinoma of the pancreas during follow-up of branch duct intraductal papillary mucinous neoplasm of the pancreas. Gut 57 : 1561-1565, 2008.
8) Yamaguchi K, Kanemitsu S, Hatori T, et al.: Pancreatic ductal adenocarcinoma derived from IPMN and pancreatic ductal adenocarcinoma concomitant with IPMN. Pancreas 40 : 571-580, 2011.
9) Ueda J, Tanaka M, Ohtsuka T : Surgery for chronic pancreatitis decreases the risk for pancreatic cancer : A multicenter retrospective analysis. Surgery 153 : 357-364, 2013.
10) Ben Q, Xu M, Ning X, et al.: Diabetes mellitus and risk of pancreatic cancer : A meta-analysis of cohort studies. Eur J Cancer 47 : 1928-1937, 2011.
11) Liao KF, Lai SW, Li CI, et al.: Diabetes mellitus correlates with increased risk of pancreatic cancer : A population-based cohort study in Taiwan. J Gastroenterol Hepatol 27 : 709-713, 2012.
12) 田中雅夫：膵癌登録報告 2007. 膵臓 22：e1-e427, 2007.
13) Matsuo K, Ito H, Wakai K, et al.: Cigarette Smoking and Pancreas Cancer Risk : An Evaluation Based on a Systematic Review of Epidemiologic Evidence in the Japanese Population. Jpn J Clin Oncol 41 : 1292-1302, 2011.
14) Iodice S, Gandini S, Maisonneuve P, et al.: Tobacco and the risk of pancreatic cancer : a review and meta-analysis. Langenbecks Arch Surg 393 : 535-545, 2008.
15) Luo J, Iwasaki M, Inoue M, et al.: Body mass index, physical activity and the risk of pancreatic cancer in relation to smoking status and history of diabetes : a large-scale population-based cohort study in Japan—The JPHC study. Cancer Causes Control 18 : 603-612, 2007.
16) Brune KA, Lau B, Palmisano E, et al.: Importance of Age of Onset in Pancreatic Cancer Kindreds. JNCI J Natl Cancer Inst 102 : 119-126, 2010.
17) Jacobs EJ, Chanock SJ, Fuchs CS, et al.: Family history of cancer and risk of pancreatic cancer : A pooled analysis from the Pancreatic Cancer Cohort Consortium (PanScan). Int J Cancer 127 : 1421-1428, 2010.
18) Rao SX, Zeng MS, Cheng WZ, et al.: Small solid tumors (≤2 cm) of the pancreas : Relative accuracy and differentiation of CT and MR imaging. Hepatogastroenterology 58 : 996-1001, 2011.
19) Koelblinger C, Ba-Ssalamah A, Goetzinger P, et al.: Gadobenate dimeglumine-enhanced 3.0-T MR imaging versus multiphasic 64-detector row CT : prospective evaluation in patients suspected of having pancreatic cancer. Radiology 259 : 757-766, 2011.
20) DeWitt J, Devereaux B, Chriswell M, et al.: Comparison of endoscopic ultrasonography and multidetector computed tomography for detecting and staging pancreatic cancer. Ann Intern Med 141 : 753-763, 2004.
21) Kitano M, Kudo M, Maekawa K, et al.: Dynamic imaging of pancreatic diseases by contrast enhanced coded phase inversion harmonic ultrasonography. Gut 53 : 854-859, 2004.
22) Sakamoto H, Kitano M, Suetomi Y, et al.: Utility of Contrast-Enhanced Endoscopic Ultrasonography for Diagnosis of Small Pancreatic Carcinomas. Ultrasound Med Biol 34 : 525-532, 2008.
23) Kamata K, Kitano M, Omoto S, et al.: Contrast-enhanced harmonic endoscopic ultrasonography for differential diagnosis of pancreatic cysts. Endoscopy 48 : 35-41, 2016.
24) Legmann P, Vignaux O, Dousset B, et al.: Pancreatic tumors : Comparison of dual-phase helical CT and endoscopic sonography. Am J Roentgenol 170 : 1315-1322, 1998.
25) Kamata K, Kitano M, Kudo M, et al.: Value of EUS in early detection of pancreatic ductal adenocarcinomas in patients with intraductal papillary mucinous neoplasms. Endoscopy 46 : 22-29, 2014.
26) Meijer OLM, Weersma RK, van der Jagt EJ, et al.: Endoscopic ultrasonography in suspected pancreatic malignancy and indecisive CT. Neth J Med 68 : 360-364, 2010.
27) Wang W, Shpaner A, Krishna SG, et al.: Use of EUS-FNA in diagnosing pancreatic neoplasm without a definitive mass on CT. Gastrointest Endosc 78 : 73-80, 2013.
28) Deerenberg EB, Poley JW, Hermans JJ, et al.: Role of endoscopic ultrasonography in patients suspected of pancreatic cancer with negative helical MDCT scan. Dig Surg 28 : 398-403, 2012.
29) Matsumoto I, Shirakawa S, Shinzeki M, et al.: 18-fluorodeoxyglucose positron emission tomography does not aid in diagnosis of pancreatic ductal adenocarcinoma. Clin Gastroenterol Hepatol 11 : 712-718, 2013.
30) Abraham SC, Wilentz RE, Yeo CJ, et al.: Pancreatico-

duodenectomy (Whipple resections) in patients without malignancy : Are they all "chronic pancreatitis"? Am J Surg Pathol **27** : 110-120, 2003.
31) Weber SM, Cubukcu-Dimopulo O, Palesty JA, et al. : Lymphoplasmacytic sclerosing pancreatitis : Inflammatory mimic of pancreatic carcinoma. J Gastrointest Surg **7** : 129-137, 2003.
32) Puli SR, Bechtold ML, Buxbaum JL, et al. : How good is endoscopic ultrasound-guided fine-needle aspiration in diagnosing the correct etiology for a solid pancreatic mass? : A meta-analysis and systematic review. Pancreas **42** : 20-26, 2013.
33) Hewitt MJ, McPhail MJW, Possamai L, et al. : EUS-guided FNA for diagnosis of solid pancreatic neoplasms : A meta-analysis. Gastrointest Endosc **75** : 319-331, 2012.
34) Chen G, Liu S, Zhao Y, et al. : Diagnostic accuracy of endoscopic ultrasound-guided fine-needle aspiration for pancreatic cancer : A meta-analysis. Pancreatology **13** : 298-304, 2013.
35) Yamaguchi T, Shirai Y, Nakamura N, et al. : Usefulness of Brush Cytology Combined With Pancreatic Juice Cytology in the Diagnosis of Pancreatic Cancer. Pancreas **41** : 1225-1229, 2012.

* * *

監修：日本消化器内視鏡学会

上部・下部消化管内視鏡スクリーニング検査を行う
すべての医療従事者のマニュアル本として…

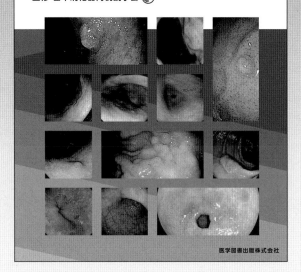

上部消化管内視鏡スクリーニング検査マニュアル

A4版　フルカラー
定価：（本体 4,800 円 + 税）
ISBN：978-4-86517-216-4

下部消化管内視鏡スクリーニング検査マニュアル

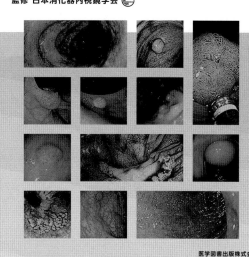

A4版　フルカラー
定価：（本体 4,800 円 + 税）
ISBN：978-4-86517-268-3

詳しくは▶URL：http://www.igakutosho.co.jp　または、医学図書出版 で 検索

医学図書出版株式会社

〒113-0033　東京都文京区本郷 2-27-18（本郷 BN ビル 2 階）
TEL：03-3811-8210　FAX：03-3811-8236
URL：http://www.igakutosho.co.jp
E-mail：info@igakutosho.co.jp

特集

ここまで来た！　膵癌の早期診断

膵癌の早期画像診断：体外 US の有用性

古田　眞智[1]・川井　　学[2]・廣野　誠子[2]・岡田　健一[2]・山上　裕機[2]

要約：膵癌の罹患者は年々増加しており，診断時の病期や疾患の進行度によって生存率に大きな差が生じるため，可及的早期，理想的には癌が膵管上皮に限局している状態（stage 0）での発見が望ましい。体外超音波診断（US）は，数ある画像診断のなかでもっとも侵襲性が少なく，診断装置をもつ医療機関が多いという利点があり，膵癌早期発見のためには欠かすことのできない重要なツールである。US 診断装置は年々進歩を遂げており，近年では小さい腫瘤像であっても，その局在部位によっては捉えることが可能である。また，報告されているように膵管拡張や小囊胞性病変のような間接的な所見も重要であり，同部の膵頭側あるいは膵管内に病変があることが多い。小さい病変を捉える場合は，高周波探触子の使用が有用である。疑わしい場合は積極的に専門機関へ紹介し，内視鏡超音波や MRCP など，より専門的な精査へ導く役割を果たすことが，US を行う大きな意義であると思われる。

Key words：早期画像診断，体外超音波検査

はじめに

膵癌の罹患者は年々増加し，肺癌，大腸癌，胃癌に次ぐ死亡者数第4位に増加しており，その対策が望まれる。膵癌に対する治療の進歩から，5年生存率は以前に比べると若干改善されつつあるものの，いまだ10％を下回り，なお低値であることが示されている[1]。膵癌の生存率は，診断時の病期や疾患の進行度によって大きく変わる。日本膵臓学会の膵癌登録過去20年間の膵癌の症例の治療成績（5年生存率）によると[2]，ステージⅠ：57％，ステージⅡ：44％，ステージⅢ：24％，ステージⅣa：11％，ステージⅣb：3％となっており，癌が膵管上皮に限局している場合（stage 0）の5年生存率は，ほぼ100％期待できるとされているが，stage 0 での発見は，他の膵疾患で切除を行った際に偶然発見されるような場合が多く，初期診断として発見することはいまだ容易ではない。

膵癌の発見がしばしば遅れる要因としては，膵臓が後腹膜臓器であること，また早期では自覚症状に乏しく，たとえ進行した場合でも，背部痛であれば疑われる場合もあるが，心窩部痛などのやや非特異的な症状を呈することも多いため，膵癌を疑ってかからないと発見されにくいことなどがあげられる。そのほかに膵は他臓器や比較的太い脈管と隣接し，それらへの浸潤が容易に起こりうることも影響していると思われる。また，部位により生存率に差があり，一般的に膵頭部癌は体尾部癌よりも5年生存率は高いという報告が多く[2]，膵頭部癌は閉塞性黄疸の発症により早期に気付かれる場合があるということ，逆に，体部や尾部癌は神経叢浸潤や胃浸潤による自覚症状が出現してはじめて発見されることが多いことなどの理由があげられる。

膵癌の早期発見のためには，高リスク症例や疑わしい症例を拾い上げ，画像診断を組み合わせた定期的な経過観察をしていくことが重要である。

Ⅰ．膵癌診断と体外超音波検査

画像診断としては，体外超音波診断（US），超音波

Usefulness of Ultrasonography for Early Diagnosis of Carcinoma of the Pancreas
Machi Furuta et al
1) 和歌山県立医科大学臨床検査医学講座（〒641-8509 和歌山市紀三井寺 811-1）
2) 同　外科学第2講座

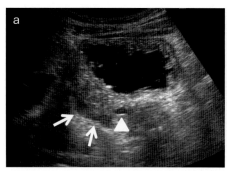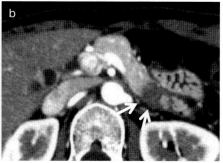

図1 飲水後の膵体尾部
a：飲水後30分で来院した患者の膵体尾部の描出
膵体部に腫瘤像が描出され（→），尾側膵管の拡張が認められる（△）。
b：同CT像

内視鏡診断（EUS）[3]，CT，MRI，MRCP，ERCPなどがある。それぞれの検査方法には利点も欠点もあり，使いこなしていくことが重要である。そのなかでもUSはもっとも侵襲性が少なく，装置をもつ医療機関が多いという利点があり，膵癌発見の契機になりやすいことから，日本膵臓学会による「膵癌診療ガイドライン2016年版」[4]でも，USは腫瘍マーカーと同程度に位置付けされているほどである。しかし一方，USは施行者の経験や技量がある程度要求され，膵が後腹膜正中寄りに位置するため被検者の体格や消化管との位置関係により，時に描出が困難な場合がある。USが精査というよりもスクリーニング的な位置付けにある裏には，他の画像診断に比べて客観的な要素に乏しい検査であるという要因があると思われる。また，使用装置の性能による空間分解能の差が大きいなど，いくつかの問題点を含んでいる。しかし被検者の条件次第では，7.5 MHzの高周波探触子を用いることで，膵実質の描出がより鮮明になり，膵管の走行や実質の状態を詳細に捉えやすくなることから，USでも膵癌を早期で拾い上げることは十分可能であると考える。

II．膵と小膵癌の描出

膵頭部は十二指腸下行脚から水平脚に接し，膵尾部は脾門部に位置する。すなわち，膵臓は腹部の右季肋部から左上腹部背側に至る，長さのある臓器である。臓器の厚みは成人で約2 cm前後と薄く，膵頭部や尾部の長さには個人差がある。そのため，USでの観察時には，一断面だけ描出できても完全ではなく，膵を端から端まで観察できたかどうか慎重にならなければならない。病変を見落としやすい部位としては，膵頭部十二指腸近傍，膵鉤部，体尾部移行部などである。膵体尾部の移行部に関しては，以前より脱気水を飲用して胃に液体を貯留させて音響窓とすることで，より鮮明な像を得ることができると推奨されている。膵検診を積極的に行っている大阪国際がんセンター（旧大阪府立成人病センター）では工夫を重ねて，ミルクティー飲用と半坐位姿勢を組み合わせて行うことで，検出率の有意な向上が認められ，成果をあげている[5,6]。当院においては，検査前の水分摂取については禁止しているわけではなく，症例によっては検査前に飲水していることがむしろ膵体尾部の描出を良好にしている場合もある（図1）。膵体部から尾部への移行部は，内臓脂肪の多い被検者ではむしろ内臓脂肪が音響窓様の効果を示し，左季肋部の圧迫操作や右下側臥位での左季肋部の観察で十分描出できる場合もあるため（図2），苦手意識をもたずに観察することが重要である。体位による工夫を行っても胃体部のガス像により観察困難な症例では，脱気水による飲水法を行うことが有効である。

このように膵癌の発見を主目的として観察する精査エコーの場合は，膵に絞って時間をかけ観察することが可能かもしれないが，通常のルチン検査で膵をくまなく観察することは，時間の制約があるなかで容易ではないと思われる。しかしながら，比較的観察しやすい頭部から体部だけでも明瞭な描出を心がけ，囊胞性病変や膵管拡張などの拾い上げに努めるべきである。体尾部移行部の観察がたとえ不十分な場合でも，膵尾部は脾門部に位置し比較的描出しやすいことから，癌の間接所見としての膵管拡張や小囊胞性病変を見逃さないことが重要である。膵管拡張や膵囊胞を有する症例では膵癌が高頻度に認められるという報告や[7]，IPMNを含む膵囊胞例を集計した検討でも膵癌が高頻度に検出されたという報告が認められる[8]。とくに，3 mm以上の膵管拡張や5 mm以上の囊胞性病変がみられた場合は精査に進むべきであるとされている[7,8]。主

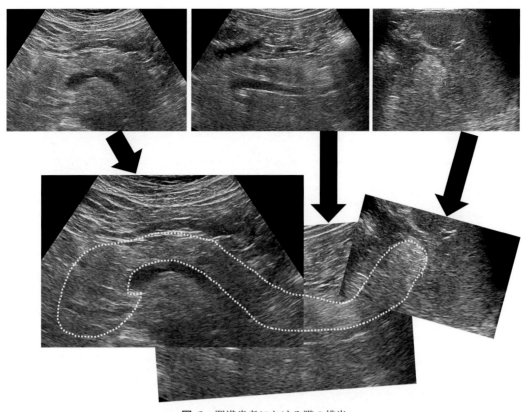

図 2 肥満患者における膵の描出
60 歳男性,BMI 28。膵前面には内臓脂肪が存在し,体尾部の描出は良好であった。破線は膵の輪郭を示す。

膵管拡張が認められれば,可能な限り膵管の近位部,とくに膵頭側に狭窄や閉塞機転がないか探ること,膵管内の隆起性病変にも気を配ることが必要である。たとえその時点で膵癌と診断されない場合でも,短期的な経過観察が早期検出に有用である。

III. 膵癌の発見の契機としての糖尿病

自験例でも糖尿病の増悪を契機に膵癌が発見された症例をしばしば経験するが,それまで糖尿病を指摘されていない患者における血糖値の急な上昇,あるいは糖尿病既治療者における血糖コントロールの不可解な悪化などが,膵癌に随伴する症状である場合がある。日本膵臓学会の調査でも,糖尿病患者が膵臓癌を発症するリスクは非糖尿病者に比べて約 2 倍高いといわれている[9]。また,日本糖尿病学会が発表した糖尿病と癌に関する委員会報告[10]によると,我が国における多目的コホート(JPHC)研究によって糖尿病診断の有無とその後の膵臓癌のリスクの関係を調べた結果,男性においてはハザード比 1.85 と上昇し,メタボリックシンドロームは女性では膵臓癌リスク上昇と関連していることが示された。2006 年に厚生労働省研究班が発表した調査によると,全国各地の計 10 万人(40〜69 歳)を対象とした調査で,糖尿病の場合,男性で約 27%,女性では約 21%,発がんリスクが高くなり,膵癌に特定した場合,とくに男性においてリスクが 2.5 倍に上昇することが報告されている[11]。さらに,糖尿病長期罹病期間によるリスクもメタ解析の結果報告されている[12]。2 型糖尿病では,肥満,高血糖,酸化ストレス上昇を伴っており,近年はメタボリック症候群を呈する患者も多い。肥満に伴う高インスリン血症が膵癌にかかわるという報告や[13〜15],糖尿病に伴う酸化ストレスの増加,慢性的な炎症的状態,終末糖化産物の増加[16]などの関与が考えられている。このように,急な血糖値の悪化の際には,他の悪性腫瘍も含めて,膵癌を念頭において疑うことが必要である。近年,肝疾患領域では,NASH と肝細胞癌の関連が注目されていることもあり,メタボリック症候群を認める患者の US の機会がますます増えることも考えられる。その際には膵に関しても入念な観察を行う必要があると思われる。

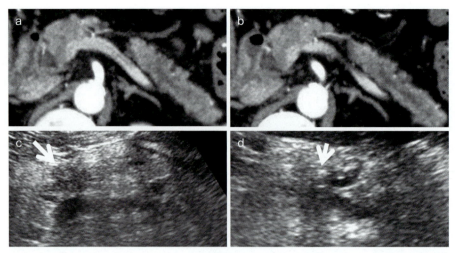

図 3
a：CT像（後期相）。
b：同 CT像。
c：US像で，頸部に低エコー腫瘤像（→）を認める。
d：同 US像で，体部に低いエコー腫瘤像（→）を認め，尾側膵管の拡張を認める。

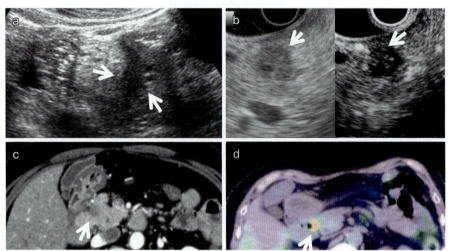

図 4
a：US像で，境界明瞭な膵頭部に低エコー腫瘤像（→）を認め，十二指腸壁との連続性を認める。
b：EUSで，境界明瞭な低エコー（→）を認め，一部十二指腸壁に連続している。
c：CTでも同様の所見（→）が認められる。
d：PET-CTで，同部に集積（→）が認められた。

IV．症例呈示

1．症例1

60歳男性。2型糖尿病で近医通院中，血糖コントロールの悪化でUSを施行したところ，膵頭部に10 mm大の低エコーSOLを疑い紹介された。当院のUSでは膵頭部に12 mmの低エコーSOLを認め同部の尾側膵管は1.7 mmであった（図3c）。さらに，もう1ヵ所，膵体部にも10 mm大の低エコーSOLを認め，同部の尾側膵管は4 mm径に拡張を認めていた（図3d）。同日施行した造影CT検査では腫瘍部分は明瞭ではなかった。ERCPでの膵液細胞診で腺癌の診断であり，膵全摘術が行われた。切除標本では，画像のとおり2ヵ所の腫瘤を認めた。病理診断は tubular adenocarcinoma であった。

2．症例2

68歳女性。近医でCA19-9高値を指摘され来院，USでは膵頭部に10 mm大の低エコー腫瘤を認め，腫瘍の大きさは小さいものの十二指腸に連続する低エコー

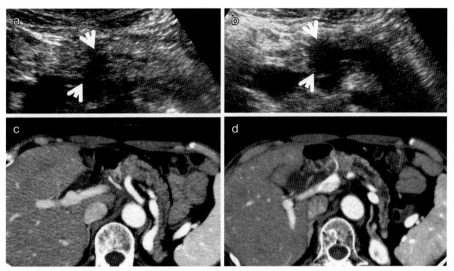

図 5
a：初回時の US 像では膵体部に低エコー腫瘤像（→）が疑われる。尾側膵管は 1 mm 径。
b：6ヵ月後の US 像では膵体部に明らかな低エコー腫瘤像（→）が認められ，尾側膵管に 3 mm の拡張が認められる。
c：初回時の CT 像
d：6ヵ月後の CT 像

域が認められ，浸潤が疑われた（図 4a）。同日撮影した CT を示す（図 4c）。EUS ではやはり膵頭部に低エコー腫瘤を認め，同様に十二指腸浸潤が疑われた（図 4b）。PET 検査でも同部に集積が認められ（図 4d）EUS-FNA で腺癌と診断され，膵頭十二指腸切除術が行われた。術後診断は S（＋），DU（＋），stage Ⅲ，病理診断は tubular adenocarcinoma であった。

3．症例 3

62 歳女性。慢性肝疾患で当院通院中，肝疾患に対する定期の US 検査で，膵体部に 10 mm 大の低エコー腫瘤を疑われたが（図 5a），造影 CT で腫瘍が指摘されず（図 5c）経過観察となっていた。その後，フォローの US 検査にまわってきた時点では，膵体部に明らかな低エコー腫瘤が認められ，尾側膵管の明らかな拡張を認めた（図 5b, d）。EUS-FNA で腺癌と診断されたが，すでに総肝動脈浸潤が認められ外科切除の適応外であった。現在は化学療法を施行継続中である。

まとめ

膵癌の危険因子には，膵癌の家族歴，合併疾患（糖尿病，慢性膵炎，膵管内乳頭粘液性腫瘍，肥満），嗜好品（喫煙，大量飲酒）がある（科学的根拠に基づく膵癌診療ガイドライン 2013）。このような対象群をすべて網羅して US 検査を施行することは容易ではないかもしれないが，検査手段のなかでは，やはり US が色々な点でもっとも理にかなった早期診断ツールである。医療機関による診断装置の機能差などはあるものの，少なくとも描出可能部位における主膵管拡張や囊胞性病変は拾い上げ，専門機関に一度受診させることがまず第一歩である。CT では先に述べたように小膵癌の同定が困難である場合もあるため，日本膵臓学会の推奨のように，あらためて US を第一線の場に広めることが必要であると思われる。さらに病診連携機能の活用が高リスク例の拾い上げに有用であると思われる。

US は，将来的には AI を利用した検査へと発展していくかもしれないが，現時点では，あくまでも人間（検者）の動体視力による判断能力にかかっている。"ない"と思って検査すると，脳の思い込みから病変部が視野に入っていても認識しなくなることがある。そのため"病変があるに違いない"とまず疑いをもって検査することが，病変の発見に功を奏するということを付け加えたい。

参考文献

1) 国立研究開発法人国立がん研究センターがん情報サービス：がん登録・統計.
2) 日本膵臓学会膵癌登録委員会：日本膵臓学会膵癌登録 20 年間の総括. 膵臓 **18**：97-169, 2003.
3) Kamata K, Kitano M, Kudo M, et al.: Value of EUS in early detection of pancreatic ductal adenocarcinoma

in patients with intraductal papillary mucinous neoplasms. Endoscopy 46 : 22-29, 2014.
4) 日本膵臓学会膵癌診療ガイドライン改訂委員会編：膵癌診療ガイドライン 2016 年版. 金原出版, 2016.
5) 田中幸子, 仲尾美穂, 福田順子, ほか：膵腫瘍を見逃さない描出法. Medical Technology 25 : 1039-1044, 2005.
6) Tanaka S, Nakaizumi A, Ioka T, et al. : Periodic ultrasonography checkup for the early detection of pancreatic cancer. Preliminary report. Pancreas 28 : 268-272, 2004.
7) Tanaka S, Nakao M, Ioka T, et al. : Slight dilatation of the main pancreatic duct and presence of pancreatic cysts as predictive signs of pancreatic cancer : a prospective study. Radiology 254 : 965-972, 2010.
8) Tada M, Kawabe T, Arizumi M, et al. : Pancreatic cancer in patients with pancreatic cystic lesions : a prospective study in 197 patients. Clin Gastroenterol Hepatol 4 : 1265-1270, 2006.
9) 日本膵臓学会膵癌診療ガイドライン改訂委員会：科学的根拠に基づく膵癌診療ガイドライン 2009 年版. 47-57, 金原出版, 2009.
10) 春日雅人, 植木浩二郎, 田嶼尚子, ほか：糖尿病と癌に関する委員会報告. 糖尿病 56 : 374-390, 2013.
11) Inoue M, Iwasaki M, Otani T, et al. : Diabetes mellitus and the risk of cancer : results from a large-scale population-based cohort study in Japan. Arch Intern Med 166 : 1871-1877, 2006.
12) Song S, Wang B, Zhang X, et al. : Long-Term Diabetes Mellitus Is Associated with an Increased Risk of Pancreatic Cancer : A Meta-Analysis. PLoS One 10 : e0134321, 2015.
13) Kaaks R, Lukanova A : Energy balance and cancer : the role of insulin and insulin-like growth factor-I. Proc Nutr Soc 60 : 91-106, 2001.
14) Frasca F, Pandini G, Sciacca L, et al. : Insulin Receptor Isoform A, a Newly Recognized, High-Affinity Insulin-Like Growth Factor II Receptor in Fetal and Cancer Cells. Mol Cell Biol 19 : 3278-3288, 1999.
15) Andersen DK, Korc M, Petersen GM, et al. : Diabetes, Pancreatogenic Diabetes, and Pancreatic Cancer. Diabetes 66 : 1103-1110, 2017.
16) Federico A, Morgillo F, Tuccillo C, et al. : Chronic inflammation and oxidative stress in human carcinogenesis. Int J Cancer 8 : 76-87, 2008.

* * *

特集

ここまで来た！　膵癌の早期診断

膵癌の早期画像診断：CT の有用性

櫻井　康雄[1]・児玉　芳尚[1]・潟沼　朗生[2]・高橋　邦幸[2]・林　　毅[2]・矢根　圭[2]
金　俊文[2]・小林　陽介[2]・永井　一正[2]・田中　一成[2]・瀧川有紀子[2]・宇都宮　欄[2]

要約：腫瘍径 10 mm 以下の膵癌の 5 年生存率は 80.4% と良好であり，早期診断の目標として妥当と思われる。TS1 膵癌を，10 mm 以下の TS1a 群と 11〜20 mm の TS1b 群にわけて膵精査を目的とした CT の診断能を検討した。腫瘤描出率は TS1a 群 86%，TS1b 群 97% と良好であった。膵実質相での low density に加えて，平衡相で high density を探すことが腫瘤を指摘するうえで重要である。間接所見である主膵管拡張は両群とも高率に認められ，小膵癌の診断において重要な所見と考えられた。術前診断可能であった上皮内癌 3 例の CT 所見を検討した。限局的な膵実質の萎縮を 3 例に，限局的な主膵管の狭窄と上流側主膵管の拡張を 2 例に認めた。小膵癌の所見は軽微なことが多く，適切なプロトコールで CT 検査を施行し，得られた画像を丹念に読影し，MRCP や EUS などの他の検査の所見と併せて総合的に診断することが肝要である。

Key words：TS1 膵癌，早期診断，CT，上皮内癌

はじめに

膵疾患の画像診断法には，X 線 CT（CT），超音波（US），MRI（MRCP），超音波内視鏡（EUS），内視鏡的逆行性胆管膵管造影検査（ERCP）など数多くのモダリティがあり，それぞれが近年めざましい進歩を遂げている。それに伴い小さな膵腫瘤が発見される機会は増えてきており，2012 年に日本膵臓学会より公表された膵癌登録 30 年間の総括[1]でも，早い stage でみつかる膵癌の割合は増加してきている。しかしながら，依然として新たに診断される膵癌の多くはすでに進行癌であり，「早期診断」とはいえないものがほとんどである。それでは「早期診断」とはどの程度のサイズの膵癌の発見をめざすべきであろうか？　膵癌登録 30 年間の総括のなかで，TS1 膵癌を 10 mm 以下の TS1a と 11〜20 mm の TS1b に分けて生存率を検討しており，5 年生存率は TS1a で 80.4% と良好であるが，TS1b では 50.0% と不良であり[1]，TS1b は早期とはいいにくい[2]。また Haeno ら[3]は，腫瘍径 1 cm では腫瘍細胞が転移能を獲得する確率はわずかであるが，腫瘍径 2 cm ではほぼすべてが転移能を獲得する可能性が高いとしており，これらを踏まえて花田ら[4]は早期診断の目標は腫瘍径 10 mm 以下とするのが妥当としている。ただし，膵癌全体のうち TS1a はわずかに 0.8% であり[5]，ハードルは極めて高い。本来であれば上皮内癌（CIS）の段階で診断するのが理想ではあるが，現段階では CIS の腫瘍の直接描出はいずれの画像診断をもっても不可能であり，CIS の診断は浸潤癌とは別に考える必要がある。

本稿では，TS1 膵癌を，10 mm 以下の TS1a 群と 11〜20 mm の TS1b 群にわけて膵精査を目的とした CT の診断能を検討した。また CIS の CT 所見について自験例を検討した。

The Usefulness of CT in the Diagnosis of Pancreatic Cancer in Early Stage
Yasuo Sakurai et al
1) 手稲渓仁会病院放射線診断科（〒006-8111 札幌市手稲区前田 1 条 12-1-40）
2) 同　消化器病センター

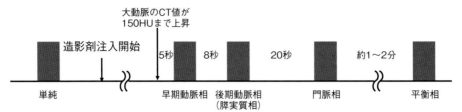

図 1 膵精査を目的とした CT 撮像プロトコール

I．膵精査を目的とした造影 CT 撮像法

Multidetector-row CT（MDCT）が 1998 年頃に臨床応用がはじまり，CT の時間分解能，空間分解能は飛躍的に向上し，膵癌の診断における CT の役割は大きく変化した。当初は検出器の数は 4 列であり，空間分解能，時間分解能は十分とはいえなかったが[6]，その後，検出器は 8 列，16 列と多列化し，現在では 320 列が実臨床で使用されている。16 列以上の MDCT であれば，2 mm 以下の空間分解能で上腹部を 10 秒程度で撮像することができ，膵臓の診断には十分と思われる。

当院での膵の術前精査を目的とした CT の撮像プロトコールを図 1 に示す。使用機種は 2012 年までは 16 列，2012 年以降は 64 列と 320 列の MDCT である。造影剤は 300 mgI/mL のものを使用し，体重（kg）×2 mL（最大量 150 mL）の造影剤を 30 秒間で注入している（注入時間一定法[7,8]）。単純，早期動脈相，後期動脈相（膵実質相），門脈相，平衡相の 5 相を撮像し，これらの 2 mm あるいは 2.5 mm の水平断像に加え門脈相の前額断像，早期動脈相のデータから 3D の CT Angiography 画像を作成している。なお一般的な胆膵の精査を目的とした検査では早期動脈相は撮像していない。撮像開始のタイミングはボーラストラッキング法で決めており，肝臓上縁のレベルの大動脈に ROI を設定し，その CT 値が 150 HU に達した時点で撮像を開始している。早期動脈相はその 5 秒後，後期動脈相は早期動脈相撮像終了の 8 秒後，門脈相は後期動脈相撮像終了の 20 秒後に撮像している。平衡相はその約 1〜2 分後に撮像している。

II．膵精査を目的とした造影 CT の TS1 膵癌診断能

2007 年 12 月から 2017 年 4 月までに膵精査目的の CT 検査施行後に当院で手術を施行し，pTS1 膵癌と診断された 43 例を対象とした。腺癌以外の組織型，IPMN 由来浸潤癌疑い，術前化学療法施行例，主膵管にチューブステントが留置されている例，上皮内癌は対象から除外した。最大径 10 mm 以下の TS1a 群（7 例）と最大径 11〜20 mm の TS1b 群（36 例）にわけ，膵精査を目的とした造影 CT の診断能を検討した。症例の内訳を表 1 に示す。5 mm 以下の症例は 1 例しかなく，膵炎の術前診断で手術を施行し，偶然 2 mm の膵癌がみつかった症例である。TS1a 群では stage IIA（膵外への進展（＋））症例が 1 例（14％），stage IIB（リンパ節転移（＋））が 1 例（14％）であったのに対し，TS1b 群ではそれぞれ 15 例（42％），8 例（22％）であり，TS1a 群に比べ TS1b 群で進行例が多かった。

検討項目は，直接所見としての腫瘍描出能および膵実質相（後期動脈相）と平衡相での腫瘍の density（周囲正常膵組織との比較），間接所見としての主膵管拡張と主膵管の狭小化の描出能である。腫瘍描出は 5 相のうちのいずれかの相で腫瘍に一致して周囲の膵実質と異なる density を認めた場合に描出可能とした。

結果を表 2 に示す。腫瘍描出は両群とも 1 例を除いて可能であった。描出率は TS1a 群が 86％，TS1b 群が 97％で，これまでの報告[9〜11]に比べてかなり高率である。今回の検討が後方視的なものであり，小膵癌が存在することを認知したうえで，間接所見から膵癌の

表1 pTS1膵癌症例内訳

	TSⅠa群（n=7）	TSⅠb群（n=36）
男：女	3：4	22：14
年齢	51〜88（平均68）	57〜83（平均71）
病変部位		
頭部	2	18
体部	4	11
尾部	1	7
腫瘍長径（mm）	2〜10（平均9.3）	11〜20（平均16.1）
Stage※		
ⅠA	5（72%）	13（36%）
ⅡA	1（14%）	15（42%）
ⅡB	1（14%）	8（22%）

※：膵癌取扱い規約第7版

表2 膵精査を目的としたCTの所見

	TSⅠa群（n=7）	TSⅠb群（n=36）
腫瘤描出	6（86%）	35（97%）
腫瘍のdensity		
膵実質相		
低	4（57%）	28（78%）
指摘困難	3（43%）	8（22%）
平衡相		
低	1（14%）	10（28%）
高	5（72%）	20（56%）
指摘困難	1（14%）	6（17%）
間接所見		
主膵管拡張	6（86%）	27（75%）
主膵管狭小化	6（86%）	29（81%）

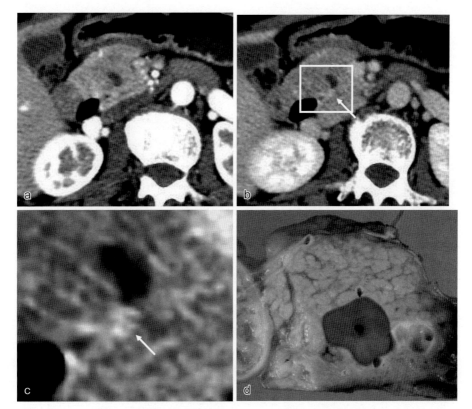

図2 平衡相でのみ指摘可能なTS1a膵癌（長径10mm）
　a：膵実質相　異常なdensityは認めない。
　b：平衡相
　c：bの拡大像　主膵管の狭窄部位に一致して結節状のhigh densityを認める（矢印）。
　d：ルーペ像　平衡相でhigh densityを認めた部位に一致して膵癌を認める。同病変はMRIでは指摘し得なかった。

存在が疑われた部位にわずかでもdensityの異なる部位が認められれば描出可能としたことが理由として推察される。

腫瘍のdensityは両群とも膵実質相でlow，平衡相でhigh densityを呈するものが多く，膵癌の多くが遅延性に造影されていることがわかる。両群とも膵実質相よりも平衡相で腫瘍の描出率が高く，小膵癌の存在診断における平衡相の重要性が示唆された。これまで膵癌の存在診断においては膵実質相でのlow densityの重要性が強調されてきたが，サイズの小さな膵癌ではそれだけでは指摘できない病変もあり，平衡相でhigh densityを探すことが腫瘤を指摘するうえで重要である（図2）[12,13]。

間接所見である主膵管拡張は両群とも高率に認めら

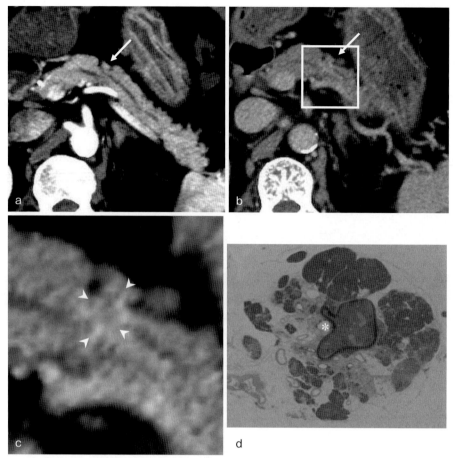

図3 主膵管の拡張を伴わず狭小化のみを認めた TS1a 膵癌（長径 10 mm）
a：膵実質相　膵体部に主膵管の狭小化を認めるが，尾側の主膵管の拡張は認めない。狭小化を認める部位に淡い low density を認める。
b：平衡相
c：b の拡大像　狭小化を認める部位に淡い high density を認める（矢印，矢頭）。
d：ルーペ像　主膵管（＊）の半周を取り囲むように膵癌を認める。

れ，これまでも報告されてきたように[9,10]，小膵癌の診断において重要な所見と考えられる。ただし主膵管の拡張を伴わず，狭小化だけが認められた症例が TS1a 群で1例，TS1b 群で3例存在した。腫瘍マーカーや糖尿病の悪化などから膵癌が疑われた症例では，たとえ主膵管の拡張がなくても主膵管を丹念に観察することが重要と思われる（図3）。

III．上皮内癌（CIS）の CT 所見

2017年に膵癌早期診断研究会の多施設研究で40例の上皮内癌が集積され，画像所見としては，限局性の主膵管狭窄，尾側主膵管と周囲の分枝拡張，限局的な膵実質の萎縮，脂肪化，EUS での狭窄近傍の低エコー域が特徴である[14]。当院では2007年12月から2017年4月までに4例の膵上皮内癌を経験した。1例は膵石の治療中に緊急手術となった症例で，膵石の存在のため画像を見直してみても膵癌を疑うことは困難であった。他の3例は CT，MRCP の所見から膵癌を疑い，膵液細胞診で癌と診断され手術が施行されている。診断契機は，他疾患の精査中に CT で主膵管の拡張を認めたものが2例，反復する膵炎が1例であった。1例でCA19-9が軽度上昇していた。その3例の CT 所見は，限局的な膵実質の萎縮を3例全例に，限局的な主膵管の狭窄と上流側主膵管の拡張を2例に認めた。膵炎が発見契機であった1例では，MRCP で主膵管の狭窄と拡張を容易に指摘可能であったが，CT では指摘できなかった。逆に膵実質の萎縮は，スライス厚の厚い（5 mm）MRI では指摘が難しかった（図4）。

IV．考　察

2016年版の膵癌診療ガイドライン[15]では，膵癌診断のアルゴリズムにおいて，造影 CT，造影 MRI

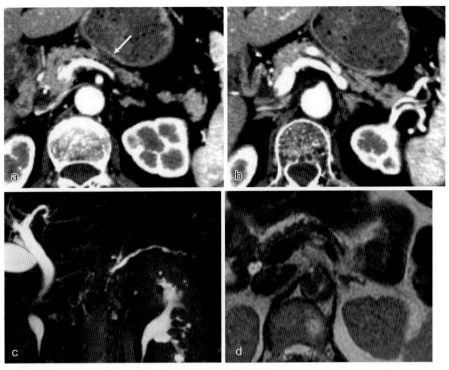

図4 膵上皮内癌
a, b：膵実質相　膵体部に限局的な萎縮を認めるが（矢印），主膵管の狭窄と拡張は指摘困難。
c：MRCP　主膵管の狭小化と尾側主膵管の拡張は容易に指摘可能。
d：T2強調像　膵実質の萎縮はCTよりもわかりにくい。

（MRCP），EUSは同列に記載されている。しかしながら，小膵癌の腫瘍描出能においてEUSはCT, MRIに比べて優れており[9,11,16〜18]，かつ超音波内視鏡下穿刺吸引術（EUS-FNA）により診断を確定することができ，存在診断，質的診断の中心はEUSと考えられる。したがって膵癌の早期診断におけるCT, MRI（MRCP）の重要な役割の一つは，臨床症状，腫瘍マーカー，USの所見などから膵癌が疑われた症例のなかからEUSを施行すべき症例を拾い上げることにあると考えられる。造影CTとMRCPはそれぞれ異なる特徴を有しており，相補的な関係にあると思われる。主膵管や小囊胞の評価にはMRCPが優れており，膵実質の萎縮の評価はCTのほうがわかりやすい。症例や施設の状況に応じて両者を適宜使い分ける，あるいは併用することが望ましい。

今回の検討では造影CTは10 mm以下の膵癌であっても腫瘍描出率，間接所見描出率とも良好であった。造影CTでの小膵癌の同定においては，膵実質相でのlow densityの検索だけでなく，平衡相でのhigh densityの検索が重要である。小膵癌の直接所見は非常に軽微であり，その検出には間接所見が極めて重要である。実際の読影に際しては，まず間接所見を評価して病変の存在部位を推測し，同部に周囲と異なるden-sityが存在しないか評価するという手順が妥当である[13]。

CISの診断においてもCTとMRCPは相補的な関係にあると思われる。両者の所見とさらにEUSの所見も併せて総合的に判断し，CISの可能性がある症例を選定し，膵液細胞診に誘導するのが望ましい。また，当院で経験した4例中2例は，他疾患の精査で施行したCTで膵管拡張を認めたことが診断契機となっている。南ら[19]の報告でも，CIS 17例中13例が主膵管拡張が診断契機となっており，CISの診断における主膵管拡張の重要性がうかがわれる。CISの診断におけるCTの役割としては，CISの質的診断以上にCISの可能性のある病変の拾い上げ，具体的には主膵管の拡張の指摘が重要と思われる。膵癌の早期診断における膵管拡張の重要性を膵臓を専門としていない医師にも周知し，腹部のCTを撮像したときには主膵管の拡張がないかチェックしていただくように啓蒙していくことが大切である。

おわりに

膵癌の早期診断におけるCTの有用性について概説した。小膵癌ではCTのみでは質的診断できない症例が少なくないが，存在診断はほとんどの症例で可能で

ある。しかしその所見は軽微で不明瞭なことが多く，膵癌の早期診断は決して容易なものではない。適切なプロトコールでCT検査を施行し，得られた画像を丹念に読影し，他の検査の所見と併せて総合的に診断することが肝要である。

参考文献

1) Egawa S, Toma H, Ohigashi H, et al.：Japan Pancreatic Cancer Registry；30th Year Anniversary：Japan Pancreas Society. Pancreas **41**：985-992, 2012.
2) 真口宏介：早期膵癌発見への努力と今後の方向性. 日消誌 **115**：317-326, 2018.
3) Haeno H, Gonen M, Davis MB, et al.：Computational modeling of pancreatic cancer reveals kinetics of metastasis suggesting optimum treatment strategies. Cell **148**：362-375, 2012.
4) 花田敬士, 南 智之, 岡崎彰仁, ほか：膵癌早期診断の最前線. 肝胆膵治研誌 **14**：5-11, 2016.
5) 江川新一：膵癌登録された1cm以下の小膵癌の解析. 胆と膵 **30**：311-316, 2009.
6) 片田和廣：マルチスライスCTの臨床活用―Update 2003―マルチスライスCTの位置づけ. 日獨医報 **48**：113-116, 2003.
7) Yanaga Y, Awai K, Nakayama Y, et al.：Pancreas：patient body weight tailored contrast material injection protocol versus fixed dose protocol at dynamic CT. Radiology **245**：475-482, 2007.
8) 彌永由美, 粟井和夫, 中山喜晴, ほか：腹部MDCTにおける最近の造影の考え方：造影剤注入時間一定法（Multislice CT 2006 BOOK）. 映像情報 Medical **38**：106-111, 2006.
9) 坂本洋城, 北野雅之, 竹山宜典, ほか：1cm以下小膵癌の診断のためのアプローチ―各画像診断の比較―. 胆と膵 **30**：335-341, 2009.
10) 奥野 充, 岩下拓司, 丸田明範, ほか：小膵癌における臨床的特徴の検討. 肝胆膵治研誌 **14**：25-30, 2016.
11) 鎌田 研, 竹中 完, 北野雅之, ほか：膵癌早期診断におけるEUSの役割. 膵臓 **32**：38-44, 2017.
12) 入江裕之, 吉満研吾, 田嶋 強, ほか：膵癌のCT/MRIによる検出, 鑑別, 病期診断. 画像診断 **26**：23-33, 2006.
13) 櫻井康雄, 児玉芳尚, 真口宏介, ほか：MDCTで小膵癌の診断は可能か. 肝胆膵画像 **10**：133-138, 2008.
14) 菅野 敦, 正宗 淳, 花田敬士, ほか：膵癌早期診断の現状―膵癌早期診断研究会における多施設研究の結果をもとに―. 膵臓 **32**：16-22, 2017.
15) 日本膵臓学会膵癌診療ガイドライン改訂委員会編：膵癌診療ガイドライン2016年版. 金原出版, 2016.
16) Legmann P, Vignaux O, Dousset B, et al.：Pancreatic tumors：comparison of dual-phase helical CT and endoscopic sonography. Am J Roentgenol **170**：1315-1322, 1998.
17) De Witt J, Devereaux B, Chriswell M, et al.：Comparison of endoscopic ultrasonography and multidetector computed tomography for detecting and staging pancreatic cancer. Ann Intern Med **141**：753-763, 2004.
18) 井坂利史, 水野伸匡, 高橋邦之, ほか：EUSによるTS1膵癌の診断. 胆と膵 **26**：539-543, 2005.
19) 南 智之, 花田敬士, 平野巨通, ほか：膵上皮内癌の診断. 膵臓 **32**：50-55, 2017.

* * *

特集

ここまで来た！ 膵癌の早期診断

膵癌の早期画像診断：MRCPの有用性

小澤　瑞生[1]・佐野　勝廣[1]・市川　智章[1]

要約：画像診断の進歩した現代においても早期膵癌の診断は容易ではないが，MRI/MRCPを用いて早期膵癌を疑う所見を適切に拾い上げることで，患者の生命予後改善に付与できる可能性がある。また，MRI/MRCPは放射線被曝がないため，IPMNを有する症例など膵癌リスクの高い患者の経過観察にも有用であると考えられる。早期膵癌が直接腫瘍として描出されることは少ないが，主膵管拡張などの間接所見から膵癌の存在を疑うことができるため，これら画像所見の理解は重要である。本稿では膵癌のMRI/MRCP診断の実際から，理解すべき早期膵癌の間接所見に関して実際の画像を踏まえて概説した。

Key words：MRI，MRCP，早期膵癌

はじめに

　医学の進歩した今日においても膵癌の予後は非常に不良で，膵癌の10年相対生存率は4.9％といわれており，すべての癌のなかで最低の数値となっている[1]。昨今の画像診断の進歩をもってしても，膵癌の早期診断は困難な場合が多いのが現状であるが，いわゆる上皮内癌（すなわち，high-grade pancreatic intraepithelial neoplasia：high-grade PanIN）に相当するstage 0膵癌の5年生存率は85.8％と良好であるとの報告[1]があり，膵癌患者の予後改善に画像診断が果たす役割は非常に大きい。

　早期膵癌という定義は存在しないが，一般にはstage 0ないしはstage Iの膵癌を指すものと考えられる。これらの病変では画像上明らかな腫瘍を指摘できないことが多く，主膵管拡張などのいわゆる間接所見をいかに拾い上げるかが診断の鍵となってくると考えられ，その点で磁気共鳴撮像法（magnetic resonance imaging：MRI），とくに磁気共鳴胆管膵管撮像法（magnetic resonance cholangiopancreatography：MRCP）の有用性は少なくない。本稿では膵癌の早期診断におけるMRIに関して，とくにMRCPの利点および実際の診断のポイントに重点をおいて概説する。

I．膵癌診断のアルゴリズム

　図1に基本的な膵癌診断アルゴリズムを示す。

　MRIの空間分解能はCTより劣るため，以前は膵癌診断のモダリティとしてMRIは一般的にCTよりも優先度が低かったが，近年機器性能の向上に伴いその有用性が多数報告されている。現在ではダイナミックMRIの膵癌診断能は造影CTと同等の感度および特異度を有するとされており，ガイドライン上ほぼ同列の検査として扱われている[3]。詳説は他稿に譲るが，膵癌による主膵管像の変化に関するERCPでの感度は70～86％，特異度は67～94％との報告がある[4]。MRCPはERCPとの比較試験で感度および特異度に有意差を認めておらず，低侵襲である点からMRCPを推奨されており[5]，現在ではスクリーニング目的の検査はMRCPで行うのが一般的である。

　また，X線被曝がない点から長期間にわたるフォローアップにも適しており，超音波などと異なり検査担当者の技量に左右されにくいという点，家族歴を有する例や分枝型intraductal papillary mucinous neoplasm（IPMN）合併例など膵癌高リスク患者における

Usefulness of Magnetic Resonance Imaging and Magnetic Resonance Cholangiography in the Diagnosis of Early Stage of Pancreatic Adenocarcinoma
Mizuki Ozawa et al
1) 埼玉医科大学国際医療センター画像診断科
　（〒350-1298 日高市山根1397-1）

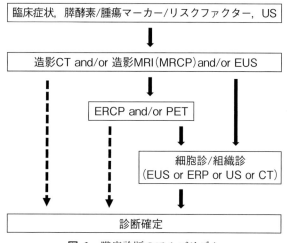

図1 膵癌診断のアルゴリズム
文献2より引用改変

経過観察ではとくにMRI/MRCPの有用性が高いと考えられる。

II．膵癌のMRI診断

一般的にMRIによる膵癌の検出において，ルーチン検査として撮像されるシーケンスには，（脂肪抑制）T2強調像，steady-state free precession（SSFP）[*1]，拡散強調像，T1強調像（in/out of phase），脂肪抑制T1強調像，MRCP（2D or 3D），dynamic studyなどがある。これらのうち，MRCP以外のシーケンスでは脂肪抑制T1強調画像が有用である。正常膵実質には腺房内には高蛋白含有水が存在し，T1強調像では肝と比較して等〜高信号に描出され，さらに脂肪抑制を併用することにより周囲脂肪組織の信号が低下するので，膵実質が相対的に明瞭な高信号域として描出される。一方で膵癌は低信号に描出されるため，造影検査を行わなくても良好なコントラストを得られる[6]。

近年の撮像機器や撮像法の進歩により，ガドリニウム造影剤を用いたダイナミックMRIでの膵癌検出能は造影CTと同等の感度，特異度と報告されており，とくにダイナミックCTでコントラストの得られにくい小膵癌においては高コントラスト分解能のダイナミックMRIの有用性が高く，その造影動態はダイナミックCTに準じる。

また，正常膵組織と比較して膵癌ではapparent diffusion coefficient（ADC）の低下がみられ，拡散強調像で高信号を呈することが多いとする報告もみられる[7]。しかし，膵癌でしばしば合併する随伴性膵炎により各シークエンスの信号が不明瞭となる場合もある他，そもそも小膵癌においてはMRIで腫瘤として描出されないことも多いため，いわゆる早期膵癌のMRIによる診断は必ずしも容易ではない。

[*1]：Steady-state free precession（SSFP）：各社によって商品名が異なる。例えばPhilips社ではBalanced FFE，GE社ではFIESTA，Siemens社ではTrueFISP，CannonではTrueSSFPなど。

III．MRI（MRCP含む）で膵癌の早期診断は可能か？

前述の通り，画像的に腫瘤として描出されないことが多い早期膵癌をMRIで直接的に診断するのは困難であり，間接所見の拾い上げが重要となる。膵癌の存在を示唆する間接所見として，①膵管の形態異常，②膵囊胞，③膵脂肪変性および膵実質萎縮などがとくに重要である[8]。高いコントラスト分解能を有し，膵管や膵囊胞性病変の描出に優れるMRCP，T2強調像，SSFPはこれら間接所見の診断においてCTより有用性が高いと考えられる。とくにMRCPは胆管・膵管のみを2Dもしくは3Dで高信号に描出できるため，主膵管の形態を立体的に描出することが可能であり，有用性が高い。また，T2強調像やSSFPでは膵管の高信号以外にも実質や腫瘤，炎症像も評価できる利点もある。

1．膵管の異常

主膵管の形態異常は膵癌の存在を示唆する間接所見としてもっとも重要である。膵上皮内癌17例を検討した報告ではその全例に主膵管狭窄または分枝膵管拡張を指摘し得たとしている[9]。ただし，膵鉤部や膵尾部末端，groove領域などに存在する膵癌では膵管の異常を伴わない場合があり，これら領域の膵癌は膵外進展をきたしやすく常に注意を要する。また，上皮内癌の場合ではMRIで膵実質の異常を指摘するのは困難であり，腫瘤の描出にはEUSの併用が必要である。

MRI/MRCPで主膵管の拡張や分枝膵管の拡張などの膵管異常所見を認めた際に安易な経過観察は危険であり，EUSなどの追加検査や短期間でのMRCP再検，場合によっては細胞・組織診などの組織学的評価まで検討すべきである[6,8]。

2．膵囊胞

膵癌のほとんどは分枝膵管上皮由来である。腫瘤による分枝膵管の閉塞に伴う貯留囊胞が早期膵癌の間接所見となる場合があり，膵囊胞の存在だけで膵癌発生リスクは約3倍になるとされている。過去検査で認めなかった囊胞の出現や，既存の囊胞径の変化には十分な注意が必要である。

また，間接所見とは異なるが，早期膵癌の検出とい

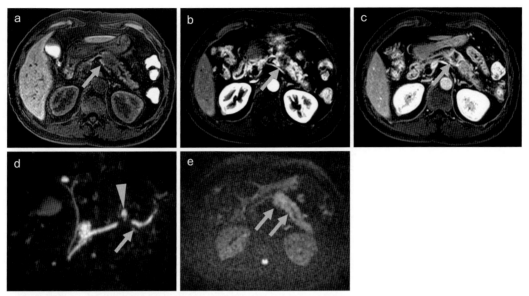

参考写真 1 脂肪抑制 T1 強調画像（a），dynamic study（b：膵実質相，c：遅延相），MRCP（d），拡散強調画像（e）

60 歳代，男性，通常の膵癌の MR 画像。

膵体部に 20 mm 大の腫瘤を認め，脂肪抑制 T1 強調画像で正常膵実質と比較し低信号を呈している（a：→）。

Dynamic study の膵実質相では正常膵実質と比較して造影効果が弱く，遅延相で正常膵実質よりも強く染まる（b，c：→）。

MRCP では病変部は主膵管閉塞を認め，貯留嚢胞を伴っている（▶）。また，尾側主膵管に拡張を認めている（d：→）。

また，病変部と尾側の膵実質に拡散強調像での高信号が認められ，随伴性膵炎の所見である（e：→）。

膵体部癌の診断で膵体尾部切除が行われた。

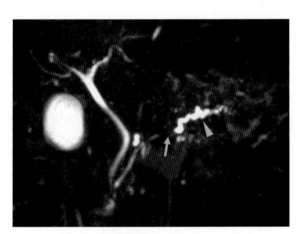

参考写真 2 MRCP

70 歳代，女性，早期膵癌。

MRCP では膵体部主膵管に狭小化を認め（→），その尾側で主膵管に拡張を認める（▶）。

造影 CT や MRI の他 sequence では明らかな腫瘍性病変を指摘できなかったが，EUS-FNA で膵頭体移行部に低エコー腫瘤が指摘され，病理で腺癌が証明された。

膵体尾部切除が施行され，外来経過観察中である。

う観点では種々の膵嚢胞性病変，とくに分枝型 IPMN の適切な経過観察が重要といえる。

IPMN 由来の浸潤癌に加えて，IPMN と別の部位に膵癌の発生を認めることがある（IPMN 併存膵癌）のは広く知られた事実である。膵癌診療ガイドライン 2016 年版において，IPMN は膵癌の危険因子とされ，膵癌の前がん病変として慎重な経過観察が必要であると記載されており，その年間発癌率は 1.1〜2.5% と報告されている[2]。分枝型 IPMN の経過観察においては，主膵管拡張の有無や壁在結節の出現ないし増大に留意するとともに，病変部と離れた膵実質の観察も重要である。

3．膵脂肪変性および膵実質萎縮

膵の萎縮や脂肪変性は一般には加齢性変化として認識されることが多いが，近年上皮内膵癌の間接所見として注目されている。随伴性膵炎や血流障害の結果として生じると推測されているが，その正確な成因は不明である[10]。限局性の脂肪変性の診断には脂肪抑制 T1 強調画像，もしくは T1 強調像の in/out of phase での評価が有用である。

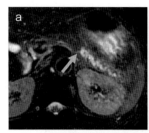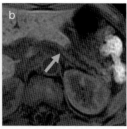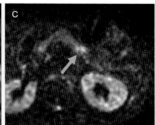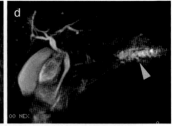

参考写真3 脂肪抑制T2強調像（a），脂肪抑制T1強調画像（b），拡散強調像（c），MRCP（d）
60歳代，女性，早期膵癌。
膵体部と尾部の境界部に主膵管の閉塞を認める。この部位には脂肪抑制T2強調像や脂肪抑制T1強調像では明らかな腫瘤を指摘できないが，拡散強調像では高信号を呈している（a〜c：→）。MRCPでは主膵管閉塞部より上流側の拡張が認められる（▶）。
膵体尾部切除術が施行され，StageIAの最終診断であった。

おわりに

早期膵癌のMRI/MRCP診断について概説した。早期膵癌をMRIにより直接診断できることは少ないが，前述したMRCPなどによる膵管異常などの間接所見を注意深く拾い上げることが早期診断に寄与すると考えられる。間接所見を認めた際は慎重な経過観察を行うか，EUSやERCPなど適切な追加精査を検討する必要がある。家族歴を有する例やIPMN合併例などの膵癌高リスク患者の経過観察においてはとくにMRI/MRCPの有用性が高いと考えられる。

参考文献

1) Egawa S, Toma H, Ohigashi H, et al.：Japan Pancreatic Cancer Registry；30th Year Anniversary：Japan Pancreas Society. Pancreas **41**：985-992, 2012.
2) 日本膵臓学会膵癌診療ガイドライン改訂委員会編：膵癌診療ガイドライン2016年版．金原出版，2016.
3) Fusari M, Maurea S, Imbriaco M, et al.：Comparison between multislice CT and MR imaging in diagnostic evaluation of patients with pancreatic masses. Radiol Med **115**：453-466, 2010.
4) Furukawa T, Tsukamoto Y, Naitoh Y, et al.：Differential diagnosis between benign and malignant localized stenosis of the main pancreatic duct by intraductal ultrasound of the pancreas. Am J Gastroenterol **89**：2038-2041, 1994.
5) Adamek HE, Albert J, Breer H, et al.：Pancreatic cancer detection with magnetic resonance cholangiopancreatography and endoscopic retrograde cholangiopancreatography：a prospective controlled study. Lancet **356**：190-193, 2000.
6) 福倉良彦，熊谷雄一，吉浦 敬：膵管癌．画像診断 **37**：407-416, 2017.
7) Fukukura Y, Takumi K, Kamimura K, et al.：Pancreatic adenocarcinoma：variability of diffusion-weighted MR imaging findings. Radiology **263**：732-740, 2012.
8) 中島義博，吉田浩司：MRI（MRCP）．膵癌早期診断実践ガイド，花田敬士編集，第1版，62-68，文光堂，2018.
9) 南 智之，花田敬士，平野巨通，ほか：膵上皮内癌の診断．膵臓 **32**：50-55, 2017.
10) 菊山正隆，花田敬士，植木敏晴：膵体部高度脂肪化をCTにて確認した膵上皮内癌の3例．膵臓 **30**：626-632, 2015.

* * *

特集 ここまで来た！ 膵癌の早期診断

膵癌の早期診断における ERCP の有用性

花田　敬士[1]・南　　智之[1]・清水　晃典[1]・平野　巨通[1]・横出　正隆[1]
鵜飼　俊輔[1]・矢野　成樹[1]・福原　基允[1]・片村　嘉男[1]・宍戸　孝好[1]
中土井鋼一[1]・松本　　望[1]・小野川靖二[1]・天野　　始[1]・日野　文明[1]

要約：内視鏡的逆行性膵胆管造影（ERCP）は，微細な膵管像を得ることが可能であるが，急性膵炎のリスクを伴うことから，MR胆管・膵管造影（MRCP）で診断を代用する施設が増加している。一方，膵癌は膵管癌が大半であり，USやCTで腫瘤が描出できない早期の段階では，膵管の異常所見が唯一の場合が多く，ERCPによる詳細な膵管像が stage 0, I 症例の診断に非常に有用である。近年，内視鏡的経鼻膵管ドレナージ（ENPD）を併用した複数回の膵液細胞診（SPACE）が小型膵腫瘍の病理診断に有用との報告がみられ，MRCPやEUSで限局的膵管狭窄，その周囲に小型嚢胞性病変を伴う場合などがよい適応であり，現行の膵癌診療ガイドラインでも提案されている。SPACE は，ENPD 留置下で一定の時間間隔にて複数回の膵液細胞診を行い，迅速な検体処理を心がけ変性に注意する。また細胞診の評価基準は，クロマチンの増量，不均一，多彩性などがポイントである。

Key words：ERCP，膵癌早期診断，SPACE，膵管異常

はじめに

膵癌は現在でも早期診断が困難とされており，その予後は不良である。一方，国内外からは，腫瘍径が1cm以下の膵癌症例では80％以上の5年生存が期待できる可能性[1]，また腫瘍径がもっとも予後に関係する因子であることが報告されている[2]。従来から内視鏡的逆行性膵胆管造影（ERCP）は膵癌の診断目的に広く普及している検査法であるが，ERCP後膵炎が時に重症化し，まれに致死的となる。近年，実地臨床では，磁気共鳴胆管膵管造影（MRCP）の画質が改善され，詳細な膵管像を侵襲なく得ることが可能となり，膵管像をMRCPで把握しつつ，各種画像所見で腫瘤が描出された場合は，超音波内視鏡ガイド下穿刺吸引法（EUS-FNA）の施行を先行する施設が多い。

その一方で，各種画像所見で腫瘤が描出されず，膵管の異常のみを認めた場合，鑑別診断にはERCPでの膵管の厳密な評価，および膵液細胞診は診断に有用であり，現在でも膵癌早期診断において重要な位置付けにある。以上を踏まえ，本稿では膵癌早期診断におけるERCPの有用性と課題について概説する。

I. 膵癌診療ガイドライン 2016

日本膵臓学会から発刊されている膵癌診療ガイドライン2016年版では，早期診断に関する clinical question が設定されている（図1）。早期診断例の大半は，主膵管の拡張，嚢胞性病変が高頻度に描出されることから，これらを重要な間接所見と位置付けている。また侵襲度が低く，外来で施行可能なUS，造影CT，MRI（MRCP）など各種画像診断を行った結果，腫瘍性病変が認められる場合にはEUS-FNAを提案し，腫瘍は不明瞭であるが，膵管狭窄，口径不同，分枝膵管

The Value of ERCP for Early Diagnosis of Pancreatic Cancer
Keiji Hanada et al
1) JA尾道総合病院消化器内科（〒722-8508 尾道市平原1-10-23）

D7：長期予後が期待できる早期の膵癌を診断するにはどうするか？

- 腫瘍径は 1 cm 以下，主膵管の拡張・嚢胞性病変が重要な間接所見
- US かつ造影 CT で腫瘍の直接描出が困難な場合は，EUS または MRCP を行う。
- EUS で腫瘤性病変を認める場合は EUS-FNA を行う。
- 限局的な膵管狭窄，口径不同，分枝膵管の拡張が認められた場合は ERCP を施行し，複数回の膵液細胞診を行う。

図1 膵癌早期診断に関するステートメント（文献3より引用改変）

の拡張などがみられた場合，ERCP を行い，複数回の膵液細胞診を行うことを提案している[3]。

II．膵癌早期診断症例における画像所見

最近，国内から外科的に切除された膵癌早期診断症例（stage 0：51 例，I：149 例）に関する症例集積の結果が報告された[4]。その結果，無症状例が 75％であり，精査中の発見例では US での膵管拡張が診断契機となった症例が多く，一方で CEA，CA19-9 など血中腫瘍マーカーの上昇は極めて低率であった。また，糖尿病や冠動脈疾患など他疾患スクリーニング中の診断症例が半数を占めていた。画像所見のまとめを表1に示す。

Stage 0 では，膵管拡張がいずれの画像でも高頻度であったが，膵管狭窄は US では低率であり，EUS，ERCP では高率であった。また，stage 0 でも画像で膵腫瘤として描出された症例が EUS では 24.4％に認められた。近年，上皮内癌成分の周囲間質に限局性の膵管周囲炎，線維化，脂肪組織の沈着がみられるとの報告が散見されており[5~11]，これらの所見が EUS での低エコー様病変，ERCP での膵管狭窄などの画像所見に反映されている可能性がある[5,6,11]。

Stage I の症例においても，膵管拡張が各種画像所見で高頻度に認められ，腫瘍の直接描出は EUS で非常に高率であった。以上から，膵癌の早期診断において EUS は膵管の異常や膵腫瘤の描出に関して重要な位置付けにある。また，各種画像所見で腫瘍を認めないが膵管異常がみられる場合には，EUS，MRI（MRCP）および ERCP を介入し，膵管の異常所見を確認するアルゴリズムが必要である[4,6]。

III．ERCP を応用した膵管アプローチ

ERCP の特徴は，直接膵管を造影することにより，質の高い微細かつ詳細な膵管像が得られることにあり，膵管狭窄の範囲の同定，周囲嚢胞性病変，分枝膵管との交通の確認が可能である。膵上皮内癌の ERCP像に関する報告は少数であるが，膵管の非連続的な狭窄，顆粒状の欠損像，膵管の軽微な拡張が特徴とされ[12]，分枝膵管に存在する上皮内癌の診断にバルーン ERP が有用であったとの報告がみられる[13]。これらの詳細な膵管像は MRCP では描出に限界があり，腫瘍は認めないものの他の画像所見で膵癌が否定できない場合は，現在でも ERCP は有用な検査法であると考えられる。

1．膵管生検・膵液細胞診

ERCP を施行した結果，膵管に不正狭窄，分枝膵管の描出不良，閉塞，膵管内腫瘍性病変などがみられた場合は，膵管からの生検，細胞診を考慮する。一方，これらを単独で施行した場合の感度は必ずしも高率ではないため，複数の方法を組み合わせて施行することが望ましい[14]。膵管生検単独の成績は，陽性率が 33～84.7％と報告されており[15]，膵管ブラシ細胞診の併用で 68％に向上したとの報告があるが[16]，早期診断における有用性は不明確である。一方，膵液細胞診に関しては，輸入のセクレチンを用いて膵液を潤沢に採取する方法[17]，狭窄部をガイドワイヤーで擦過し膵液を回収する方法[18]が，小膵癌の診断に有用との報告がみられる。

2．内視鏡的膵管ドレナージを用いた細胞診

内視鏡的経鼻膵管ドレナージ（endoscopic nasopancreatic drainage：ENPD）は元来，経乳頭的な膵管ドレナージを目的とした治療手技である。

近年 US，造影 CT，造影 MRI（MRCP を含む），EUS などを施行し，腫瘤性病変はないものの膵管の限局的な狭窄や分枝膵管の拡張を認める症例，または膵管に変化を伴う小型の腫瘍性病変で，膵癌の鑑別が必要な症例において，ENPD チューブを膵管内に留置し複数回の連続膵液細胞診を施行する方法（serial pancreatic-juice aspiration cytologic examination：SPACE）が微小膵癌の診断に有用との報告が増加しており（表2）[6,7,9~11,19~21]，腫瘍径が小型であるほど感度が良好とされている[20]。本法は前述の通り，現行の膵癌診療ガイドラインでも早期診断を目的とする場合に施行が提案されている[3]。

表 1 早期診断された膵癌の画像所見（文献 4 より引用改変）

画像診断法	画像所見	患者数（%）	Stage 0 (%) 51 例	Stage I (%) 149 例
US		135/200（67.5）	34/51（66.7）	101/149（67.8）
所見（重複あり）	膵管拡張	101/135（74.8）	26/34（76.5）	75/101（74.3）
	膵管狭窄	27/135（20）	2/34（5.9）	25/101（24.8）
	膵腫瘤	71/135（52.6）	3/34（8.8）	68/101（67.3）
CT		196/200（98）	50/51（98）	146/149（98）
所見（重複あり）	膵管拡張	156/196（79.6）	36/50（72）	120/146（82.2）
	膵腫瘤	101/196（51.5）	5/50（10）	96/146（65.8）
	膵萎縮・脂肪化	82/196（41.8）	21/50（42）	61/146（41.8）
MRI		173/200（86.5）	46/51（90.2）	127/149（85.2）
所見（重複あり）	膵管拡張	143/173（82.7）	34/46（73.9）	109/127（85.8）
	膵腫瘤	78/173（45.1）	5/46（10.9）	73/127（57.5）
EUS		173/200（86.5）	41/51（80.4）	132/149（88.6）
所見（重複あり）	膵管拡張	153/173（88.4）	35/41（85.4）	118/132（89.4）
	膵管狭窄	98/173（56.6）	28/41（68.3）	70/132（53）
	膵腫瘤	132/173（76.3）	10/41（24.4）	122/132（92.4）
ERCP		141/200（70.5）	47/51（92.2）	94/149（63.1）
所見（重複あり）	膵管拡張	114/141（80.9）	39/47（83）	75/94（79.8）
	膵管狭窄	112/141（79.4）	39/47（83）	73/94（77.7）
FDG-PET		61/200（30.5）	11/51（21.6）	50/149（33.6）
	異常集積	31/61（50.8）	1/11（9.1）	30/50（60）

表 2 早期診断された膵癌の確定診断（文献 4 より引用改変）

		全例 （200 例）	Stage 0 （51 例）	Stage I （149 例）
ERCP 細胞診		79/141（56）	36/47（77）	48/94（51）
悪性の確定	ブラシ	30/62（48）	6/14（43）	24/43（56）
	ENPD	55/79（70）	26/36（72）	29/48（60）
EUS-FNA 細胞診		69/200（35）	6/51（12）	63/149（42）
悪性の確定		54/69（78）	1/6（17）	53/63（84）

3．SPACE の実際

次に，SPACE の実際の手技について述べる（図 2）。当科では造影剤は非イオン性等浸透圧造影剤であるイオジキサノール（ビジパーク®，第一三共社）を用いている。造影用に 10 mL のシリンジに充填して使用する。通常の ERCP の結果，①主膵管に限局的な狭窄，②MRCP や EUS でみられた狭窄周囲の囊胞性病変が造影されない場合，③分枝膵管の拡張が認められた場合，0.025 インチのガイドワイヤーを緩徐に膵管内に挿入し，狭窄を目標に ENPD チューブを留置する。可能であれば主膵管の狭窄より尾側に先端を留置する（図 3）。留置後は当日 3 回，翌朝の午前中に 3 回，合計最大で 6 回検体を採取する（約 2 mL/回）。この際，排液バッグの検体は採取せず，チューブ内の膵液のみを検体とする。膵液採取が夜間になる際は，牛血清アルブミンを少量添加し，4℃で冷蔵保存し翌朝まとめて検体処理を行う[22]。

4．膵液細胞診の注意点

膵上皮内癌を疑って SPACE を施行する場合，得られた膵液細胞診の判定は極めて重要である。膵液中の細胞量が少なく，細胞異型の判定基準も，浸潤性膵管癌と異なる可能性があり，佐々木ら[22]はクロマチンの増量，不均等分布，多彩性に着目し判定すべきとしている。また，膵液細胞診の成績向上には，採取する医師側の手技向上はいうまでもないが，鏡検を担当する細胞診担当の技師，病理医との連携が極めて重要である。術後病理カンファレンスを頻繁に開催し，術前の細胞診と術後標本の病理像の対比を繰り返し行い，十分な討論を行うことが望ましい。

5．SPACE に伴う合併症

SPACE は比較的簡便な手技であるが，ENPD 留置後の合併症に注意する。ERP の結果，主膵管内に粘液

1. 造影剤
   - 非イオン性等浸透圧造影剤（イオジキサノール：ビジパーク®）
   - 造影用に10 mLのシリンジで使用
2. ERCPカテーテル・ガイドワイヤー
   - ERCPカテーテル（MTW Endoskopie社）0.025"用
   - VisiGlide2（0.025インチ　オリンパス社）
     Jagwire（0.025インチ　ボストン・サイエンティフィック社）
     Radifocus（0.025インチ　テルモ社）
3. ENPDチューブ
   - 4 Fr/5 Fr ENPDチューブ（ガデリウス・メディカル社）
     標準長（12穴）およびショートタイプ（8穴）

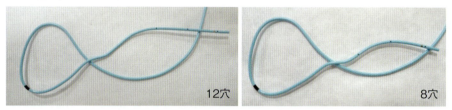

図2　ENPDおよびSPACEに必要な物品
標準長のチューブは12ヵ所，ショートタイプは8ヵ所のサイドホールを有する。

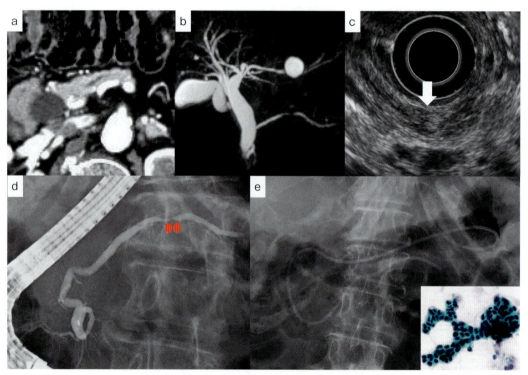

図3　SPACEで診断された膵上皮内癌の1例
造影CT（a）では，膵体部の膵管拡張を認めるが明らかな腫瘤性病変はみられない。MRCP（b）では膵体部主膵管の不正な狭窄がみられる。EUS（c）では膵体部の膵管狭窄およびその周囲に限局的な脂肪沈着を思わせる高エコーがみられる（白矢印）。ERCP（d）では膵体部主膵管の不正狭窄，狭窄付近の分枝膵管の描出不良がみられたため，ENPDチューブを留置し（e），SPACEを行った結果，腺癌と診断された。体尾部切除の結果，膵体部の狭窄に一致して上皮内癌が認められた（d：赤点）。

塊がみられ，膵管内乳頭粘液性腫瘍（IPMN）が示唆され，主膵管の拡張が目立たない場合は，留置後に腹痛を起こしやすい印象があるため注意を要する。また，留置後に腹痛が発生した際にはすみやかに造影CTを撮像し，チューブの位置，膵腫大，膵管拡張の状況を確認する。症状が強い場合はチューブを抜去し，膵炎の治療を早期に開始することが重要である。また近年Mouriら[23]は，ENPDを留置した症例に関し

て，4 Fr と 5 Fr チューブ群の二群間で比較試験を行った結果，4 Fr 群では急性膵炎の頻度が 4.1% であり，5 Fr 群（12.4%）より有意に低値であったと報告している．チューブの小径化は ENPD 後膵炎の軽減に有用な可能性があり，今後さらなる検討が必要である．

おわりに

膵癌早期診断における ERCP の有用性と今後の課題について概説した．各種画像診断で明らかに腫瘤性病変はみられないが，主膵管に異常所見を認め，早期の膵癌が疑われる場合には，SPACE が診断に有用と考えられる．

参考文献

1) Egawa S, Toma H, Ohigashi H, et al.: Japan Pancreatic Cancer Registry; 30th Year Anniversary: Japan Pancreas Sosiety. Pancreas 41: 985-992, 2012.
2) Hur C, Tramontano AC, Dowling EC, et al.: Early pancreatic ductal adenocarcinoma survival is dependent on size. Pancreas 45: 1062-1066, 2016.
3) 日本膵臓学会膵癌診療ガイドライン改訂委員会編：膵癌診療ガイドライン 2016 年版．金原出版，2016.
4) Kanno A, Masamune A, Hanada K, et al.: Multicenter study of early pancreatic cancer in Japan. Pancreatology 18: 61-67, 2018.
5) 花田敬士，南 智之，岡崎彰仁，ほか：膵上皮内癌の臨床病理学的特徴．肝胆膵 75: 561-566, 2017.
6) Hanada K, Okazaki A, Hirano N, et al.: Diagnostic strategies for early pancreatic cancer. J Gastroenterol 50: 147-154, 2015.
7) Satoh T, Kikuyama M, Kawaguchi S, et al.: Acute pancreatitis-onset carcinoma in situ of the pancreas with focal fat replacement diagnosed using serial pancreatic-juice aspiration cytologic examination (SPACE). Clin J Gastroenterol 10: 541-545, 2017.
8) Matsuda Y, Furukawa T, Yachida S, et al.: The prevalence and clinicopathological characteristics of high-grade pancreatic intraepithelial neoplasia: autopsy study evaluating the entire pancreatic parenchyma. Pancreas 46: 658-664, 2017.
9) Miyata T, Takenaka M, Omoto S, et al.: A case of pancreatic carcinoma in situ diagnosed by repeated pancreatic juice cytology. Oncology 93: S98-S101, 2017.
10) 菊山正隆，花田敬士，植木敏晴：膵体部高度脂肪化を CT にて確認した膵上皮内癌の 3 例．膵臓 30: 626-632, 2015.
11) 前平博充，杉浦禎一，金本秀行，ほか：周囲に線維化領域を形成した膵上皮内癌の 1 例．膵臓 29: 919-925, 2014.
12) Seki M, Ninomiya E, Takano K, et al.: Pancreatogram findings for carcinoma in situ (CIS) of the pancreas seen on endoscopic retrograde cholangiopancreatography and postoperative pancreatography of resected specimens: can CIS be diagnosed preoperatively? Pancreatology 8: 142-152, 2008.
13) Ikeda S, Maeshiro K, Ryu S, et al.: Diagnosis of small pancreatic cancer by endoscopic balloon-catheter spot pancreatography. Pancreas 38: e102-e113, 2009.
14) 花田敬士：膵胆道領域における経乳頭的細胞診・組織診．Gastroenterol Endosc 60: 260-269, 2018.
15) 菅野 敦，正宗 淳，吉田直樹，ほか：経乳頭的胆管・膵管生検 細胞診．胆と膵 36: 947-954, 2015.
16) 小山内学，真口宏介，高橋邦幸，ほか：通常型膵管癌診断における経乳頭的生検・ブラッシング細胞診の成績．Gastroenterol Endosc 50: 400-405, 2008.
17) 中泉明彦，石田哲士，高倉玲奈，ほか：米国製セクレチン製剤を用いた膵液細胞診による膵癌早期診断と治療に関する研究．成人病 48: 38-39, 2008.
18) 上原宏之，辰巳功一，木津 崇，ほか：ERCP と膵液細胞診．臨消内科 23: 805-809, 2008.
19) Iiboshi T, Hanada K, Fukuda T, et al.: Value of cytodiagnosis using endoscopic nasopancreatic drainage for early diagnosis of pancreatic cancer. Pancreas 41: 523-529, 2012.
20) Mikata R, Ishihara T, Tada M, et al.: Clinical usefulness of repeated pancreatic juice cytology via endoscopic naso-pancreatic drainage tube in patients with pancreatic cancer. J Gastroenterol 48: 866-873, 2012.
21) 進藤浩子，深澤光晴，高野伸一，ほか：分枝型膵 IPMN に併存した膵上皮内癌の 1 例．膵臓 29: 742-748, 2015.
22) 佐々木健司，杉山佳代，神田真規，ほか：内視鏡的経鼻膵管ドレナージ留置下膵液細胞診における膵上皮内腫瘍性病変の鑑別．日臨細胞会誌 56: 1-8, 2017.
23) Mouri T, Sasaki T, Serikawa M, et al.: A comparison of 4-Fr with 5-Fr endoscopic nasopancreatic drainage catheters: A randomized, control trial. J Gastroenterol Hepatol 31: 1783-1789, 2016.

* * *

胆と膵 36巻臨時増刊特大号

医学図書出版ホームページでも販売中
http://www.igakutosho.co.jp

ERCPマスターへのロードマップ（DVD付）

企画：糸井 隆夫

序文：ERCP マスター，マイスター，マエストロ

【処置具の最新情報】
- 診療報酬からみた胆膵内視鏡手技と ERCP 関連手技処置具の up-to-date

【基本編】
- 主乳頭に対するカニュレーションの基本―スタンダード法，Wire-guided Cannulation 法，膵管ガイドワイヤー法―
- 副乳頭へのカニュレーション Cannulation of the Minor Papilla
- 内視鏡的乳頭括約筋切開下切石術（Endoscopic Sphincterotomized Lithotomy：EST-L）
- EPBD（＋EST）＋胆管結石除去
- EPLBD（＋EST）＋胆管結石除去
- 経乳頭的胆管・膵管生検　細胞診
- 膵石除去・膵管ドレナージ
- 胆管ドレナージ（良悪性）（ENBD，PS）
- 胆管ドレナージ（MS）
- 急性胆嚢炎に対する経乳頭的胆嚢ドレナージ

【応用編】
- スコープ挿入困難例に対する対処法
- プレカット
- 電子スコープを用いた経口胆道鏡検査
- POCS（SpyGlass）（診断・治療）
- 経口膵管鏡（電子スコープ，SpyGlass）
- 内視鏡的乳頭切除術
- 十二指腸ステンティング（ダブルステンティングも含めて）
- Roux-en-Y 再建術を中心とした，術後腸管再建症例に対するシングルバルーン内視鏡を用いた ERCP
- 術後腸管の胆膵疾患に対するダブルバルーン内視鏡治療

【トラブルシューティング編】
- スコープ操作に伴う消化管穿孔
- デバイス操作に伴う後腹膜穿孔―下部胆管の局所解剖も含めて―
- EST 後合併症（出血，穿孔）
- 胆管，膵管閉塞困難例（SSR, Rendez-vous 法）
- 胆管内迷入ステントの回収法
- 胆管メタルステント閉塞（トリミング，抜去）
  ―十二指腸ステントとあわせて―
- 膵管プラスチックステント迷入に対する内視鏡的回収法
- 胆管結石嵌頓
- 膵管結石嵌頓
  ―膵管結石除去時のバスケット嵌頓に対するトラブルシューティング―

【座談会】
- ERCP マスターへのロードマップをこれまでどう描いてきたか，これからどう描いていくのか？

今回の胆と膵臨時増刊特大号のメニューは、
ERCP マスターへのロードマップ（DVD 付）
でございます。

＊前　菜：処置具の最新情報
＊メインディッシュ：
　基本編、応用編、トラブルシューティング編
　〜28 名のエキスパートによる動画（DVD）解説付〜
＊デザート：
　座談会「ERCP マスターへのロードマップを
　これまでどう描いてきたか，
　これからどう描いていくのか？」
〜ページの向こうに広がる ERCP の世界を
　　　　　　　　　　　　どうぞご堪能下さい！

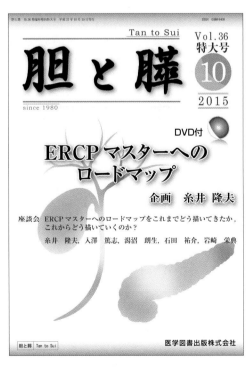

本体 5,000 円＋税

医学図書出版株式会社

特集　ここまで来た！　膵癌の早期診断

膵癌の早期画像診断：EUS および EUS-FNA の有用性

栗田　裕介[1]・原　　和生[1]・桑原　崇通[1]・水野　伸匡[1]・奥野のぞみ[1]・松本　慎平[1]
田近　正洋[2]・田中　　勉[2]・石原　　誠[2]・平山　　裕[2]・大西　祥代[2]・鳥山　和浩[1]
孝田　博輝[1]・小畑　雅寛[1]・谷田部　恭[3]・清水　泰博[4]・丹羽　康正[2]

要約：早期膵癌の診断において空間分解能に優れるEUSは，早期膵癌の検出において非常に強力なmodalityである。また造影EUSやEUSエラストグラフィーも膵腫瘍の診断に対する有用性が報告されている。しかしながら治療方針の決定には正確な病理診断が求められる傾向があり，EUS-FNAは近年の解析でもpooled sensitivity 86.5～90.2％，pooled specificity 95.5～98％と高い診断能と安全性を誇る必須の手法となっている。しかしながら，上皮内癌を始めとした微小病変はEUSを駆使しても，診断が困難なケースがあるため，そのような場合には他のmodalityも併用した総合的な診断が望ましい。

Key words：endoscopic ultrasound, endoscopic ultrasound-guided fine needle aspiration, pancreatic cancer

はじめに

膵癌の診断および，治療方針の決定には病理診断が必要となる。進行膵癌の予後は不良であり，根治切除可能な早期膵癌の診断が重要となるが，その診断はしばしば困難である。超音波内視鏡（endoscopic ultrasound：EUS）はcomputed tomography（CT）やabdominal ultrasound（US）に比較し，空間分解能に優れ[1-3]，近年では造影超音波やエラストグラフィーの膵腫瘍診断に対する有用性も報告され，膵腫瘍の診断において必須のmodalityとなっている。しかしながらEUS単独での確定診断は困難であり，膵癌の診断ならびに治療方針の決定には病理診断が望まれる現状にある。超音波内視鏡下穿刺吸引法（endoscopic ultrasound-guided fine needle aspiration：EUS-FNA）が1992年にVilmannらにより報告された。本邦でも2010年に保険収載され，その後は機器や穿刺処置具の改良とともに各施設において広く臨床応用されるようになった。本稿では早期膵癌に対するEUSによる画像診断，造影EUSとEUSエラストグラフィーの現状，EUS-FNAの有用性と限界について概説する。

I．早期膵癌のEUS所見について

原則として膵癌は多くの症例において病変部位の主膵管狭窄と尾側膵管の拡張を認める（表1）。また腫瘍に隣接する形で分枝膵管の拡張や嚢胞形成を伴うことが多い（図1）。症例1は狭窄部に嚢胞の形成を伴って尾側膵管の拡張を生じており，早期膵癌の典型例といえる。ゆえに前記した間接所見を認めた場合には，積極的に膵癌を疑う必要がある。腹部超音波，CT，MRIでの膵癌の病変部自体の検出は，不可能なケースは多いが，前記modalityを組み合わせることにより大多数の症例において間接所見は検出可能であることが多

Efficacy of Endoscopic Ultrasound and Endoscopic Ultrasound-guided Fine Needle Aspiration in Early Pancreatic Cancer
Yusuke Kurita et al
1）愛知県がんセンター中央病院消化器内科部
　（〒464-8681 名古屋市千種区鹿子殿1-1）
2）同　内視鏡部
3）同　遺伝子病理診断部
4）同　消化器外科部

表1 当院で2012年12月～2018年5月の間に膵癌（10 mm以下）と診断し得た24例のEUS画像所見，他のmodalityの病変および間接所見検出率，EUS-FNA正診率

部位（頭部/体部/尾部）		10/14/0
腫瘍径（mm），mean±SD		7.7±1.9
EUS腫瘍直接所見	低エコー像	100%（24/24）
	境界不整	100%（24/24）
	腫瘍内囊胞形成	4.2%（1/24）
	腫瘍内石灰化	0%（0/24）
	腫瘍部の主膵管狭小化	95.8%（23/24）
EUS腫瘍間接所見	腫瘍尾側の主膵管拡張	91.7%（22/24）
	腫瘍周囲の分枝拡張	45.8%（11/24）
	腫瘍周囲の囊胞形成	25.0%（6/24）
背景膵慢性膵炎EUS所見数 5以上（Rosemont分類計11所見のうち）		66.7%（16/24）
腹部エコー	病変の検出率	52.9%（9/17）
	間接所見の検出率	76.5%（13/17）
CT	病変の検出率	36.4%（8/22）
	間接所見の検出率	86.4%（19/22）
MRI	病変の検出率	16.7%（3/18）
	間接所見の検出率	88.9%（16/18）
EUS-FNA正診率[*]		79.2%（19/24）
KRas遺伝子変異（EUS-FNA検体による）[**]		68.2%（15/22）

[*]：ClassⅢb以上を悪性と定義，[**]：EUS-FNA検体24症例のうちKRas遺伝子変異解析を施行した22症例を対象

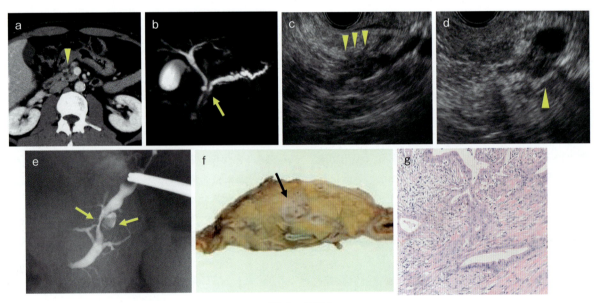

図1 症例1

63歳男性。もともと大酒家で慢性膵炎であった。前立腺癌精査中のCTにおいて主膵管拡張を認め当院紹介。
　a：CT　膵頭部に小囊胞の形成を認め(a)，同部位より主膵管拡張を伴っていた。腫瘍充実部は認められない。
　b：MRCP　膵頭部に囊胞の形成と主膵管狭窄および尾側主膵管拡張を認めた。
c，d：EUS　10 mm大の低吸収域と尾側主膵管拡張を認め(c)，同低吸収域に隣接する形で囊胞を形成(d)。同低吸収域に対してEUS-FNAを施行し，膵癌の診断に至った。KRas遺伝子変異解析においてもCODON G12Rの変異を検出した。
　e：術後検体造影。主膵管の圧排性の狭小化を認め同部位に接し囊胞形成を認める。
　f：膵頭十二指腸切除後。主膵管を巻き込むように白色結節を認める。
　g：不整な核をもった異型細胞が腺管状に増殖。最終診断はpT1cN0M0 pStageIA（UICC8th）であった。

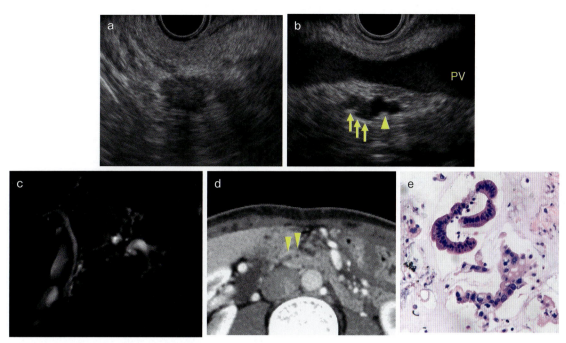

図2 症例2

62歳女性。膵体部IPMNで経過観察中。
a, b：フォロー中のEUSで膵鉤部門脈（PV）背側の領域に約8 mm大の低吸収域を指摘（a）。腫瘍（↑）の遠位側に分枝の拡張（△）を認めた（b）。
c：MRCP 膵体部にIPMNを認めるほかは間接所見含め明らかな腫瘍性病変は認めず。
d：後方視的にCTを見返すと膵鉤部にわずかな分枝拡張を認めた。病変部を示す充実成分は認められない。
e：膵鉤部の低吸収域に対してEUS-FNA施行。クロマチンの濃い核の異型細胞を認め膵癌の診断となり手術の方針となった。

く，いずれかのmodalityで間接所見を認めた症例は積極的にEUSを用いた精査を行うことが重要である。また間接所見が乏しい膵野型膵癌の早期診断は時に困難である（図2）。症例2はIPMNのフォロー中であったが，CTやMRIでも病変および間接所見を検出できず，EUSにより偶発的に膵癌を検出した1例である。このように膵野型膵癌は膵野に発育するため主膵管拡張がなく，分枝膵管の拡張ないし囊胞のみ形成しているケースがある。このような症例では，空間分解能に優れるEUSのみでしか病変部および間接所見が捉えられないケースが存在するため，EUSによる観察が必須である。

　早期膵癌はEUSにおいてもとくに小病変は正確な描出が困難な場合がある。EUSにおいて膵癌は膵実質に比較し，低エコー領域として描出されるが，閉塞性膵炎や背景膵にある慢性膵炎の影響などにより，小病変は不明瞭になることが多い。また膵上皮内癌ともなると理論上病変部をEUSで描出することは困難と考えられるが，従来の病理組織学的検討を含めた報告では，膵上皮内癌において，癌周囲の主膵管周囲に限局的な膵管周囲の炎症と線維化を認め，同領域を低エコー領域として認識したとする報告がある[4]。この低エコー領域はあくまで炎症と線維化を反映している可能性が想定され，この領域に対してEUS-FNAを施行しても偽陰性が得られる可能性がある。EUS-FNAによる病理診断には限界があり，低エコー領域を認めたとしても，EUS-FNAで診断できない場合があることを留意していなければならない。こういった観点からもEUSによる病変の正確な描出が困難な早期膵癌や膵上皮内癌の診断においては，ERPをはじめとした各画像検査を組み合わせたうえでの総合的な判断が望ましいと考えられる。

II．膵癌に対する造影EUSとEUSエラストグラフィーについて

　経静脈性超音波造影剤（contrast-enhanced harmonic endoscopic ultrasonography：CH-EUS）は超音波により共振や破壊を引き起こす微小な気泡から構成されるSonazoid®を15 μL/kgで静脈投与する。通常型膵癌は病変内の血流は認められるが，通常膵実質に比較すると乏血性であり，不均一な造影像がみられ

表2 膵腫瘍に対する造影EUSとEUSエラストグラフィーの診断能

	Pooled Sensitivity (95%CI)	Pooled Specificity (95%CI)	文献数	
造影EUS (Color Doppler)	0.88 (0.83-0.92)	0.91 (0.86-0.96)	5	Becker (2001), Sakamoto (2008), Dietrich (2008), Hocke (2007), Saftoiu (2010)
造影EUS (harmonic)	0.87 (0.84-0.89)	0.84 (0.80-0.87)	9	Napoleon (2010), Fusaroli (2010), Kitano (2011), Lee (2013), Gincul (2014), Park (2014), Tanyapon (2017), Leem (2018), Ishikawa (2018)
造影EUS (TIC)	0.93 (0.89-0.96)	0.92 (0.86-0.96)	4	Matsubara (2011), Imazu (2012), Gheonea (2013), Saftoiu (2015)
EUS-EG (主観的評価)	0.82 (0.77-0.86)	0.70 (0.64-0.76)	7	Giovannini (2006), Janssen (2007), Hirche (2008), Itokawa (2011), Lee (2013), Tanyapon (2017), Ignee (2018)
EUS-EG (Strain ratio)	0.94 (0.90-0.97)	0.87 (0.81-0.92)	3	Kongkam (2015), Okasha (2017), Nadan (2017)
EUS-EG (Histogram)	0.92 (0.90-0.94)	0.79 (0.75-0.82)	6	Saftoiu (2008), Saftoiu (2012), Daliber (2015), Kim (2017), Igresias (2017), Carrara (2018)

るとされる[5]。造影EUSの手法もcolor doppler, harmonic imaging, time intensity curve (TIC) といったものがある。PubMedにおいて2018年4月までの期間で，膵腫瘍に対する造影EUSを検索し，感度，特異度，正診率，症例数，診断法が具体的に記述されているものを抽出しレビューを行った（表2）。Color dopplerに関しては5文献認め，pooled sensitivity 0.88, pooled specificity 0.91，であった。Harmonic imagingに関しては9文献認め，pooled sensitivity 0.87, pooled specificity 0.84という結果であった。TICに関しては4文献認め，pooled sensitivity 0.93, pooled specificity 0.92という比較的良好な結果であった。とくに2cm以下の小病変においては，MDCTは感度70.6%, 特異度91.9%といった結果に留まるのに対しCH-EUSを使用することで感度91.2%, 特異度94.4%とされ[6]，CH-EUSは小膵癌に対して効果がある可能性が示唆された。

一方，エラストグラフィーは慢性膵炎や膵実質の線維化の評価で有効性が着目されているが，膵腫瘍の良悪性診断に対する有用性も報告されている[7]。エラストグラフィーには解析方法がいくつかあるがB-mode画像所見に付加することで膵腫瘍の検出や，EUS-FNAの視認性や診断能向上につながる可能性が示唆されている。2018年現在，各メーカーからさまざまな種類のエラストグラフィーが市販されている。それぞれ異なる原理を用いているため，その測定結果もさまざまである。膵臓領域では主にstrain elastography, shear wave elastographyの2種類が主に使用され，そのうちEUSではstrain elastographyが使用されている。解析法は定性的診断であるcolor pattern診断，半定量的診断であるstrain ratio, histogramといったものがある。しかしながら背景に慢性膵炎が進行した症例では背景膵が固く不均一な像を呈することがあるため，慢性膵炎のなかに小膵癌が存在する場合は診断が困難になることに注意しなければならない。また膵癌の症例は背景に慢性膵炎様の変化が存在する頻度が多く，小膵癌におけるエラストグラフィーの効果は限定的であると考えられる。今回，PubMedにおいて2018年4月までの期間で，膵腫瘍に対するEUSエラストグラフィーを検索し，感度，特異度，正診率，症例数，診断法が具体的に記述されているものを抽出しレビューを行った。各手法の診断能は表2の通りとなっている。EUSエラストグラフィーの各診断法は，感度は80〜90%程度の診断能を有したが，特異度は70〜80%であった。小病変に対する報告が行われておらず，小病変に対するその有効性は不明である。

III. EUS-FNAについて

1. EUS-FNAの診断能と，診断能に影響を与える因子について

EUS-FNAは，その高い診断能と安全性から膵充実性腫瘍に対する病理診断やエビデンス目的の手法として現在，広く施行されている。膵充実性病変に対する，EUS-FNAの診断能はこれまでの報告によると，感度（54〜95%），特異度（71〜100%），正診率（65〜96%）[8〜12]と報告される。とくに膵腫瘍を対象としたEUS-FNAのmeta-analysisではpooled sensitivity 86.5〜90.2%, pooled specificity 95.5〜98%となっており[13〜16]，その有効性が実証されている。とくに腫瘍径別10〜20mmの正診率は83.5〜95%となり，10mm以下の小病変に限ると82.5〜96.0%[11,17]となっている。

表3 EUS-FNA診断能に影響を与えるとされる因子

病変因子	病変以外の因子
腫瘍の大きさ	穿刺針
腫瘍の性状	穿刺回数
腫瘍の存在部位	迅速診断
背景膵の状態	術者の経験
	検体の処理方法

診断能に影響を与える因子として考えられる因子を表3に列記した。当院で2012年から2018年に10 mm以下の通常型膵癌24症例に対して施行したEUS-FNAの正診率は79.2％であった（表1）。当院における同時期の神経内分泌腫瘍や良性疾患など他の疾患も加えた場合の10 mm以下のEUS-FNAの診断能の検討においては91.5％の正診率であったが，膵癌に絞ると正診率の減少を認めた。これにはいくつか要因が考えられるが，主要因として考えられるのは，背景膵の慢性膵炎様変化と膵癌のスキルス様発育である。すでに背景膵に慢性膵炎が存在するとEUS-FNAの感度が有意に低下すると報告されている[18,19]。慢性膵炎様変化があることで，lobularity, hypoechoic fociの影響が加わり超音波の伝達が低下し膵実質とその内部の腫瘍性病変の正確な描出が難しくなるために，腫瘍性病変の画像診断と病変に対する正確な穿刺が困難になると考えられる。事実，慢性膵炎様変化をほとんどきたしていないケースが多い神経内分泌腫瘍の小病変におけるEUS-FNAによる穿刺，検体採取，病理診断は膵癌の小病変に比較し容易な場合が多い。また，膵癌はスキルス様の発育をするため線維化を多く伴っており，腫瘍の細胞密度が低いことが正診率の低下に関与していると考察される。

2. 穿刺針の使い分けについて

穿刺針の選択や使い分け，吸引やスタイレットの有無による診断能を比較した論文も多数報告されているが，普遍的に有意差をもって穿刺方法を決めうる論文はないとされ，近年の穿刺針について検討したmeta-analysisでも明確には定まっていない[20]。病変の部位や性状によって19 G針，22 G針，25 G針の使い分けが行われ，現状の診療では施設や術者の方針，症例に応じた穿刺方法が選択されているのが実情である。25 Gは細胞診に有効であるとされ，とくに病変部別の検討では穿刺時に難易度が高い膵鉤部の病変において25 Gの成績が上回るとされ有用性が報告されている[21]。しかしながら，組織診の正診率は25 Gが低く，診断に難渋するような正確な組織診断が必要な場合は大口径針の使用が望ましいと考えられ，症例に応じた穿刺針の選択が必要である。

3. 迅速細胞診について

また膵腫瘍に対してEUS-FNAにおいて迅速細胞診（rapid on-site cytologic evaluation：ROSE）の有無が診断能を向上させるという報告[13,22]と，近年のmeta-analysisでは，その有効性に関して否定的なものもある[23]。人手の問題などにより全施設で施行可能な検査ではないが，当院においては積極的にROSEの併用を行っている。とくに早期膵癌をはじめとした小病変は検体採取に限界があるため，ROSEを併用した細胞診を優先して行うことで，診断能が向上すると考えている。

4. EUS-FNA検体による遺伝子変異解析

膵癌では，KRas, p53, p16, DPC4などの遺伝子変異が多く報告されている。なかでもKRas遺伝子解析の有用性に関する報告がもっとも多い。KRas変異は膵癌の発癌過程においての早期の段階で生じる遺伝子変異である。膵上皮内腫瘍性病変（PanIN）の段階ですでに変異が出現し，浸潤性膵癌では90％以上に変異が認められる[24]。EUS-FNAで膵癌の病理診断に苦慮する場合には，KRas遺伝子変異解析を積極的に行い，変異が確認された場合には悪性を強く疑う必要がある。EUS-FNA診断におけるKRas遺伝子変異解析の有用性に関するmeta-analysisでは，KRas遺伝子変異解析を実施することで，膵癌の診断感度が8.1％上昇を認めたと報告されている[25]。保険承認された検査でもあり，膵腫瘍に対するEUS-FNAを行う際には，KRas遺伝子変異解析の併用が望ましい（表4）。しかしながらEUS-FNA検体によるKRas遺伝子変異解析は慢性膵炎においても約1％陽性になると報告されている[26]。2012〜2018年に当センターでEUS-FNAを施行した10 mm以下の膵腫瘍107病変を対象としたKRas遺伝子変異解析による膵癌診断能を検討すると，感度60.9％，特異度96.4％，正診率88.8％であった。EUS-FNAを組み合わせることによりKRas遺伝子変異解析は48例中3例で膵癌の診断に有用であったが，慢性膵炎が原因と思われる疑陽性を59例中3例（5.1％）に認めていた。2012〜2018年に当センターでEUS-FNAを施行した10 mm以下の膵癌22症例を対象とした検討では，膵癌のKRas遺伝子変異解析陽性率は68.2％と限られていた（表1）。小病変に対するEUS-FNAの検体採取および採取量の問題が関連していると思われる。KRas遺伝子変異解析は有用な検査法と思われるが，やはり決定的な診断法ではないことを覚えておく必要がある。

表4 *KRas* 遺伝子解析による膵癌鑑別診断（岩屋ら：臨床消化器内科，2018より引用）

	発表年	感度（%） 細胞診/細胞診＋*KRas*	特異度（%） 細胞診/細胞診＋*KRas*	正診率（%） 細胞診/細胞診＋*KRas*	正診率の上乗せ
Tada	2002	62/81	100/100	71/85	13%
Maluf-Filho	2007	82/90	97/47	59/87	30%
Bournet	2009	83/88	100/100	72/90	18%
Ogura	2012	87/93	100/100	89/94	5%
Ginesta	2013	76/86	100/100	82/90	8%
Bournet	2014	71/90	100/99	84/94	10%
Fuccio	2013 GIE	8論文（931症例）の meta analysis 感度の上乗せ8.1%，FNA再検査率が12.5%から6.8%に減少			

5．EUS-FNAによる合併症

近年の膵充実性腫瘍に対するEUS-FNAの偶発症発生率は1%程度[27]と少なく，その主なものは出血，膵炎，感染などである。そのうち膵炎に関しては，欧米での多数例の報告によると発生率は0.28%程度とされており[28]，腫瘍の種類やサイズ，穿刺部位や穿刺回数と膵炎との関連性は低いとする報告もある[29]。しかし，小膵癌に対するEUS-FNAは穿刺ラインに膵実質を介する頻度が高く，膵管閉塞による膵萎縮が乏しいことなどから，重篤な膵炎のリスクが高い可能性があり[28]，膵管の誤穿刺や正常膵長距離穿刺を避けるなどの注意が必要である。EUS-FNAによる周囲臓器への播種については，最近の膵癌や膵囊胞性病変に関する前向き研究では，外科手術前のEUS-FNAとリスクは相関せず，術後の長期的な予後についてもEUS-FNAの有無で生存率に有意差は認めていない[30,31]。しかし，膵癌に対する穿刺によるneedle tract seedingに関する症例報告は散見され，いずれも報告された症例はすべて膵体尾部の病変であり，経胃的に穿刺が行われ，胃壁内に粘膜下腫瘍様の形態で発生していた[32〜35]。膵体尾部病変に対するdistal pancreatectomyでは，切除範囲にneedle tractが含まれないため，穿刺回数を必要最小限にし，術後も定期的に上部内視鏡検査を行うことが肝要である。

おわりに

今回早期膵癌に対するEUSとEUS-FNAについてその有用性と限界について解説した。小病変はMDCTやMRCPでも検出できないことがあり，空間分解能に優れるEUSは早期膵癌の検出において非常に強力なmodalityである。また病理診断に際し，高い診断能と安全性を誇るEUS-FNAは早期膵癌診断に必須の手法である。しかしながら，上皮内癌をはじめとした微小病変はEUSおよびEUS-FNAを駆使しても，その診断は時に困難であるため，ERPや膵液細胞診などを併用した総合的な診断が望まれるが，その診断法に関しては確立された方法はない。

参考文献

1) Rösch T, Lightdale CJ, Botet JF, et al.: Localization of pancreatic endocrine tumors by endoscopic ultrasonography. N Engl J Med **326**: 1721-1726, 1992.
2) Mertz HR, Sechopoulos P, Delbeke D, et al.: EUS, PET, and CT scanning for evaluation of pancreatic adenocarcinoma. Gastrointest Endosc **52**: 367-371, 2000.
3) Canto MI, Hruban RH, Fishman EK, et al.: Frequent detection of pancreatic lesions in asymptomatic high-risk individuals. Gastroenterology **142**: 796-805, 2012.
4) 花田敬士，新里雅人，岡崎彰仁，ほか：膵癌早期診断におけるEUSの役割と実際　膵上皮内癌は診断可能か？　胆と膵 **35**: 677-683, 2014.
5) Kitano M, Kudo M, Maekawa K, et al.: Dynamic imaging of pancreatic diseases by contrast enhanced coded phase inversion harmonic ultrasonography. Gut **53**: 854-859, 2004.
6) Kitano M, Kudo K, Yamao K, et al.: Characterization of small solid tumors in the pancreas: the value of contrast-enhanced harmonic endoscopic ultrasonography. Am J Gastroenterol **107**: 303-310, 2012.
7) Giovannini M, Hookey LC, Bories E, et al.: Endoscopic ultrasound elastography: the first step towards virtual biopsy? Preliminary results in 49 patients. Endoscopy **38**: 344-348, 2006.
8) Hartwig W, Schneider L, Diener MK, et al.: Preoperative tissue diagnosis for tumours of the pancreas. Br J Surg **96**: 5-20, 2009.
9) Itoi T, Tsuchiya T, Itokawa F, et al.: Histological diagnosis by EUS-guided fine-needle aspiration biopsy in pancreatic solid masses without on-site cytopathologist: a single-center experience. Dig Endosc **23**: S34-S38, 2011.
10) Bournet B, Souque A, Assenat E, et al.: Endoscopic

ultrasound-guided fine-needle aspiration biopsy coupled with KRAS mutation assay to distinguish pancreatic cancer from pseudotumoral chronic pancreatitis. Endoscopy 41 : 552-557, 2009.
11) Haba S, Yamao K, Bhatia V, et al. : Diagnostic ability and factors affecting accuracy of endoscopic ultrasound-guided fine needle aspiration for pancreatic solid lesions : Japanese large single center experience. J Gastroenterol 48 : 973-981, 2013.
12) Volmar KE, Vollmer RT, Jowell PS, et al. : Pancreatic FNA in 1000 cases : a comparison of imaging modalities. Gastrointest Endosc 61 : 854-861, 2005.
13) Hewitt MJ, McPhail MJ, Possamai L, et al. : EUS-guided FNA for diagnosis of solid pancreatic neoplasms : a meta-analysis. Gastrointest Endosc 75 : 319-331, 2012.
14) Chen J, Yang R, Lu Y, et al. : Diagnostic accuracy of endoscopic ultrasound-guided fine-needle aspiration for solid pancreatic lesion : a systematic review. J Cancer Res Clin Oncol 138 : 1433-1441, 2012.
15) Puli SR, Bechtold ML, Buxbaum JL, et al. : How good is endoscopic ultrasound-guided fine-needle aspiration in diagnosing the correct etiology for a solid pancreatic mass? : A meta-analysis and systematic review. Pancreas 42 : 20-26, 2013.
16) Banafea O, Mghanga FP, Zhao J, et al. : Endoscopic ultrasonography with fine-needle aspiration for histological diagnosis of solid pancreatic masses : a meta-analysis of diagnostic accuracy studies. BMC Gastroenterol 16 : 108, 2016.
17) Uehara H, Ikezawa K, Kawada N, et al. : Diagnostic accuracy of endoscopic ultrasound-guided fine needle aspiration for suspected pancreatic malignancy in relation to the size of lesions. J Gastroenterol Hepatol 26 : 1256-1261, 2011.
18) Varadarajulu S, Tamhane A, Eloubeidi MA : Yield of EUS-guided FNA of pancreatic masses in the presence or the absence of chronic pancreatitis. Gastrointest Endosc 62 : 728-736, 2005.
19) Fritscher-Ravens A, Brand L, Knöfel WT, et al. : Comparison of endoscopic ultrasound-guided fine needle aspiration for focal pancreatic lesions in patients with normal parenchyma and chronic pancreatitis. Am J Gastroenterol 97 : 2768-2775, 2002.
20) Facciorusso A, Stasi E, Di Maso M, et al. : Endoscopic ultrasound-guided fine needle aspiration of pancreatic lesions with 22 versus 25 Gauge needles : A meta-analysis. United European Gastroenterol J 5 : 846-853, 2017.
21) Sakamoto H, Kitano M, Komaki T, et al. : Prospective comparative study of the EUS guided 25-gauge FNA needle with the 19-gauge Trucut needle and 22-gauge FNA needle in patients with solid pancreatic masses. J Gastroenterol Hepatol 24 : 384-390, 2009.
22) Hebert-Magee S, Bae S, Varadarajulu S, et al. : The presence of a cytopathologist increases the diagnostic accuracy of endoscopic ultrasound-guided fine needle aspiration cytology for pancreatic adenocarcinoma : a meta-analysis. Cytopathology 24 : 159-171, 2013.
23) Kong F, Zhu J, Kong X, et al. : Rapid On-Site Evaluation Does Not Improve Endoscopic Ultrasound-Guided Fine Needle Aspiration Adequacy in Pancreatic Masses : A Meta-Analysis and Systematic Review. PLoS One 11 : e0163056, 2016.
24) Smit VT, Boot AJ, Smits AM, et al. : KRAS codon 12 mutations occur very frequently in pancreatic adenocarcinomas. Nucleic Acids Res 16 : 7773-7782, 1988.
25) Fuccio L, Hassan C, Laterza L, et al. : The role of K-ras gene mutation analysis in EUS-guided FNA cytology specimens for the differential diagnosis of pancreatic solid masses : a meta-analysis of prospective studies. Gastrointest Endosc 78 : 596-608, 2013.
26) Ogura T, Yamao K, Sawaki A, et al. : Clinical impact of K-ras mutation analysis in EUS-guided FNA specimens from pancreatic masses. Gastrointest Endosc 75 : 769-774, 2012.
27) Dumonceau JM, Polkowski M, Larghi A, et al. : Indications, results, and clinical impact of endoscopic ultrasound (EUS)-guided sampling in gastroenterology : European Society of Gastrointestinal Endoscopy (ESGE) Clinical Guideline. Endoscopy 43 : 897-912, 2011.
28) Eloubeidi MA, Gress FG, Savides TJ, et al. : Acute pancreatitis after EUS-guided FNA of solid pancreatic masses : a pooled analysis from EUS centers in the United States. Gastrointest Endosc 60 : 385-389, 2004.
29) Eloubeidi MA, Tamhane A, Varadarajulu S, et al. : Frequency of major complications after EUS-guided FNA of solid pancreatic masses : a prospective evaluation. Gastrointest Endosc 63 : 622-629, 2006.
30) Ngamruengphong S, Xu C, Woodward TA, et al. : Risk of gastric or peritoneal recurrence, and long-term outcomes, following pancreatic cancer resection with preoperative endosonographically guided fine needle aspiration. Endoscopy 45 : 619-626, 2013.
31) Yoon WJ, Daglilar ES, Fernández-del Castillo C, et al. : Peritoneal seeding in intraductal papillary mucinous neoplasm of the pancreas patients who underwent endoscopic ultrasound-guided fine-needle aspiration : the PIPE Study. Endoscopy 46 : 382-387, 2014.
32) Matsumoto K, Kato H, Tanaka N, et al. : Preoperative Detection of Tumor Seeding after Endoscopic Ultrasonography-guided Fine Needle Aspiration for Pancreatic Cancer. Intern Med 57 : 1797-1798, 2018.

33) Sakamoto U, Fukuba N, Ishihara S, et al. : Postoperative recurrence from tract seeding after use of EUS-FNA for preoperative diagnosis of cancer in pancreatic tail. Clin J Gastroenterol 11 : 200-205, 2018.
34) Minaga K, Kitano M, Enoki E, et al. : Needle-Tract Seeding on the Proximal Gastric Wall After EUS-Guided Fine-Needle Aspiration of a Pancreatic Mass. Am J Gastroenterol 111 : 1515, 2016.
35) Kita E, Yamaguchi T, Sudo K : A case of needle tract seeding after EUS-guided FNA in pancreatic cancer, detected by serial positron emission tomography/CT. Gastrointest Endosc 84 : 869-870, 2016.

* * *

特集

ここまで来た！　膵癌の早期診断

浸潤性膵管癌の前駆病変

森田　剛平[1]・福嶋　敬宜[2]

要約：膵癌の前駆病変としては，膵上皮内腫瘍性病変（PanIN），膵管内乳頭粘液性腫瘍（IPMN），粘液性囊胞腫瘍（MCN）などがその候補としてしばしばあげられる．一方，腺房細胞の導管上皮様化生（ADM）は，動物実験では膵癌のもとになる病変ではないかと比較的古くから報告されている病変であるが，ヒト膵癌では否定的な意見が多い．また，比較的最近報告された異型平坦状病変（atypical flat lesions：AFLs）は，ADMとも類似した病変だが，膵癌家系の膵癌の背景膵にもみられると報告され，膵癌の新たな前駆病変である可能性が論じられている．

Key words：膵癌，前駆病変，発癌メカニズム，異型平坦病変：AFL

はじめに

本稿では，まず膵癌の前駆病変としてよく知られた膵上皮内腫瘍性病変（pancreatic intraepithelial neoplasia：PanIN），膵管内乳頭粘液性腫瘍（intraductal papillary-mucinous neoplasms：IPMN），粘液性囊胞腫瘍（mucinous cystic neoplasms：MCN）について述べた後，近年新たな膵癌前駆病変である可能性が示唆されている腺房細胞の導管上皮様化生（acinar-to-ductal metaplasia：ADM）および異型平坦状病変（atypical flat lesions：AFLs）について，自験例も含め紹介する．

I．膵上皮内腫瘍性病変（PanIN）

膵管上皮の膵管内増殖性病変であり，原則として膵管の拡張を伴わない．時として膵管の拡張を伴う病変や，また他の疾患による貯留囊胞内にPanINが発生した場合などに囊胞化を呈することがある．比較的大きな囊胞化を示す場合（とくに貯留囊胞に併発した場合など）では，IPMNとの異同が問題となることがある（IPMNの項で後述する）．

PanINは*K-ras*をdriver mutationとする病変であり，それに次いで*CDKN2A*，*TP53*，*SMAD4*の異常が順次起こることにより，low grade～high grade～浸潤癌のシークエンスを取る多段階発癌モデルとしてよく理解されている[1,2]．Low grade PanINにおいても80～90％程度に*K-ras*変異を有しているとされ[3]，通常型の浸潤性膵癌の前癌病変として大部分を占めていると理解されている．

組織学的には，膵管内に種々の程度の上皮の増生，異型をみる．Low gradeのものは胃型の形質を示す上皮が多く，比較的豊富な粘液を伴い平坦から乳頭状の増生を示す（図1a, b）．基本的には胃の腺窩上皮に類似するが，しばしば幽門腺様の腺房構造を伴うものもある．High gradeのものは胆膵型上皮に類似するものが多く，比較的粘液に乏しいものもある（図1c, d）．大部分が乳頭状の増生を示すが，low gradeのものに比べて血管間質の目立たない茎の細い乳頭状構造をとることが多く，芽出様の構造も認める．腺管の吻合像（いわゆる手つなぎ状ないしRoman bridge様）もしばしば認める．

Precursor Lesions of the Pancreatic Ductal Adenocarcinoma
Kohei Morita et al
1) 奈良県立医科大学病理診断学講座（〒634-8521 橿原市四条町840）
2) 自治医科大学病理学・病理診断部

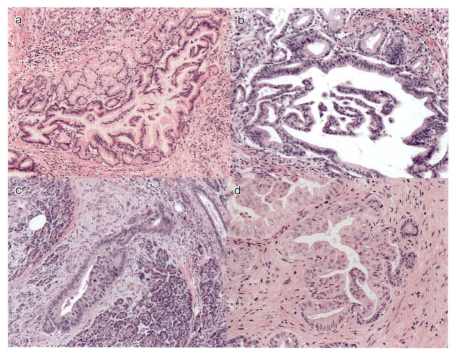

図1 PanIN の組織像
a：Low grade PanIN　胃型の形質を示し，時として幽門腺化生も伴う。
b：Low grade PanIN でも手つなぎ状の構造を示すことがあるが，high grade（d）と比べ核異型は弱い。
c：High grade PanIN　比較的平坦な病変であるが，核異型が強い。
d：不規則な乳頭状や手つなぎ状の構造異型を示す。

II．膵管内乳頭粘液性腫瘍（IPMNs）

粘液貯留による肉眼的な膵管拡張を特徴とする病変であり，腫瘍の主座により主膵管型，分枝膵管型および混合型に分類，また組織学的形態，粘液形質により胃型，腸型，胆膵型，オンコサイト型の4亜型に分類されている（図2a～d）[4]。PanIN と同様に，IPMN も low grade～high grade～浸潤癌のシークエンスをとる（図2e, f）が，亜型により悪性化のリスクも異なることがわかってきており，分枝膵管型より主膵管型での癌化が多く，また組織学的には腸型がもっとも悪性化しやすい[5,6]。

組織学的には，前記4型の粘液上皮が，平坦から乳頭状に増生しており，拡張した膵管がしばしば多嚢胞状を呈する。IPMN は外方性発育傾向が強く，low grade においても嚢胞内に大型の結節を形成することがまれではない。前記4型の組織亜型に分類されるが，しばしば複数の亜型が混在する。異型度はさまざまであるが，亜型によって代表的な異型度は異なり，胃型は low grade のものが多い一方，胆膵型は high grade のものが多い。腸型やオンコサイト型は high grade が多いが，混在型では low grade のものをみることもある。

腸型は浸潤癌化率がもっとも高いものの，比較的予後のよい粘液癌の発生が多い。一方で胃型や胆膵型は通常型の浸潤性膵管癌の発生が多いとされている[7]。

IPMN の分子生物学的な特徴として，*GNAS* コドン 201 の変異（～66％）があげられる[8,9]。*GNAS* 変異は low grade の IPMN にも認めるほか，PanIN や通常型の浸潤性膵管癌には認めず，IPMN に特徴的な変異と考えられる[10,11]。その他にも，IPMN は癌化しても *SMAD4* の異常はほとんどみられないなど，通常型の浸潤性膵管癌とは異なる分子プロファイルを示す。

拡張した（ないし貯留嚢胞に発生した）PanIN との異同がしばしば問題となる。分子生物学的には *GNAS* の変異の有無により鑑別されるが，便宜的には嚢胞径が 5 mm 以下の場合は PanIN，10 mm 以上の場合は IPMN とされる。5～10 mm の場合は境界病変となるが，上皮が腸型，オンコサイト型を示すものや *GNAS* 変異のあるものは incipient IPMN とされる。

III．粘液性嚢胞腫瘍（MCNs）

中年女性の膵体尾部に好発する。厚い線維被膜を有する嚢胞性腫瘍であり，おのおのの嚢胞は数 mm から数 cm と比較的大きく，巨大な嚢胞を呈することもあ

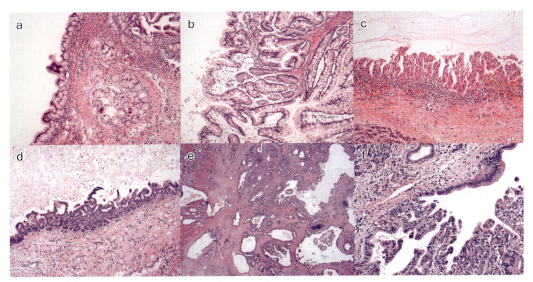

図 2 IPMN の組織像
a：胃型　胃の腺窩上皮および幽門腺に類似する．それらの比率は症例によりさまざまである．
b：腸型　粘液産生が強く，杯細胞が目立つ．
c：オンコサイト型　顆粒状の細胞質が特徴的である．
d：胆膵型　小型の立方上皮からなり，high grade のものが多い．
e：IPMN 由来癌　膵管内成分（右）に連続して浸潤癌成分（左）を認める．
f：IPMN 由来癌（強拡大）　膵管内病変において，low grade（右）から high grade（左）への連続性を認める．

る．IPMN と同様，低異型度（軽度から中等度異型腺腫相当），高度異型度（高度異型腺腫および腺癌），微小浸潤および浸潤癌と進展することが知られており，腺腫より腺癌の好発年齢が 5〜10 歳高い．

　MCN の癌化率はそれほど高くなく，また癌化したものは高率に壁在結節を形成することから[12]，壁在結節を有さないものは経過観察も考慮される．

　MCN の分子生物学的な特徴として，*RNF43* の異常があげられる．ただし *RNF43* の異常は IPMN の 23% に認めるとの報告もあり，注意が必要である．IPMN でよく認める *GNAS* コドン 201 の変異は MCN には認めず，これらを組み合わせた評価が重要である[9]．

　組織学的には，MCN は嚢胞を被覆する粘液上皮と上皮下間質が特徴的である（図 3a, b）．被覆上皮は，多くは胃上皮に類似する豊富な粘液を含む高円柱状上皮であるが，腸管上皮や胆膵上皮に類似した症例も経験される．上皮下間質は卵巣様間質（ovarian-type stroma）とよばれる，細く波状の紡錘形細胞が密に増生しており，しばしば小型類円形の luteinized cell を伴う[13]．日本の取扱い規約では，第 6 版までは MCN の診断に卵巣様間質は必ずしも必要ではなかったが，第 7 版からは「卵巣様間質が特徴的に認められる」との記載に変更されており[14]，IPMN との鑑別においてほぼ必須の診断項目となっている[14,15]．卵巣様間質は，しばしば腫瘍に伴う線維反応との鑑別が困難であるが，この鑑別には免疫染色が有用であり，卵巣様間質は PgR（ER の陽性率は 30% 程度と低い）（図 3c），luteinized cell は α-inhibin などで確認が容易となる．

IV. Acinar-to-ductal metaplasia（ADM）/ Atypical flat lesions（AFLs）

　ADM/AFL は腺房間の末梢膵管領域に起こる微小病変であり，形態的には膵管構造をとるが，腺房細胞様の好酸性顆粒状細胞質をもつ（図 4a, b）．免疫染色においても，膵管マーカーである CK19 が陽性である一方，アミラーゼ，トリプシンなども陽性となり，膵管上皮，腺房細胞の両方の形質をもつことが確認される（図 4c）．AFL はこれらの形質に加え，膵管の核異型と腺管周囲の線維間質増生を伴う病変と理解されている．

　ADM/AFL は主にマウスモデルにおいて検討されている．*Kras$^{G12D/+}$*，*Ptf1a-Cre^{ex1}* モデルにおいて，発癌に先んじて背景膵に ADM が増加しており，これらの病変に *p16* のメチル化も認めている[16]．

　限局性の末梢性膵炎などの炎症性変化において，しばしば ADM/AFL に類似した化生性変化を認めることがある．これらの ADM/AFL においては *K-ras* の変異を認めず，腫瘍とは考えにくいとの考えがある一方，PanIN との関連性を認める ADM/AFL において

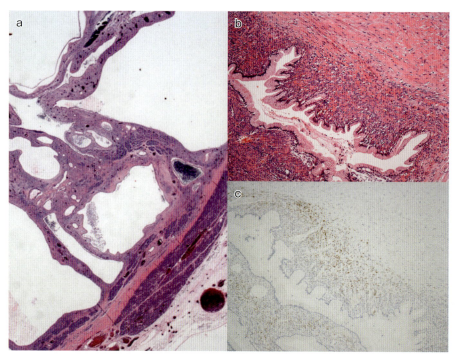

図3　MCNの組織像
　a，b：弱拡大（a）および中拡大（b）　豊富な粘液をもつ高円柱状上皮と，上皮下の卵巣様間質が特徴的である。
　c：卵巣様間質は，免疫染色でPgR（+）となり，反応性の線維芽細胞などとの鑑別に有用である。

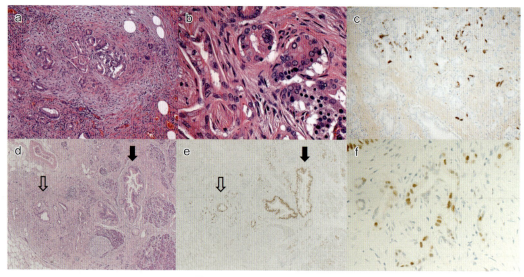

図4　ADM/AFLの組織像
　a：弱拡大　腺管とその周囲を取り巻く，やや疎な線維間質組織がみられる。
　b：強拡大　腺腔形成や粘液産生がみられるが，細胞質は好酸性顆粒状で腺房様の像を示す。
　c：免疫染色においてtrypsin（+）であり，腺房への分化が確認される。
　d：AFL（⇒）に近接してhigh grade PanIN（➡）を認める。
　e，f：p53免疫染色（e：弱拡大，f：強拡大）　AFL（e⇒, f），PanIN（e➡）ともp53の発現がみられる。

はK-rasの変異を認めることなどからADMとPanINとの関連性が示唆されている[17,18]。

以上のことから，浸潤性膵管癌がcentroacinar-acinar compartment（CAAC）における腺房細胞からADMを経て発癌に至ると考えられ[17,19,20]，acinar-ductular-PanIN-Ductal carcinomaのシークエンスが

示唆されている。

　ADM/AFL はヒトにおける検討は少ないが，近年 AFL は家族性膵癌の背景膵に認められたとの報告がみられた[16]。われわれの検討において，371 例の膵切除標本（107 例の膵癌のほか，IPMN や下部胆管癌，乳頭癌なども含む）のうち 18 例に AFL が確認された[21]。うち膵癌症例は 5 例であり，膵癌，非膵癌症例における AFL の頻度の差は明瞭ではなかった。また 107 例の膵癌のうち 11 例には膵癌家族歴を認めたが，AFL を認めた 5 例には膵癌家族歴は認めなかった。また 1 例の AFL には p53 の過剰発現がみられたが，その近傍の high grade PanIN にも p53 の過剰発現を認め，その関連性が示唆された（図 4d～f）。

おわりに

　膵癌は進行癌でみつかることが多い。PanIN，IPMN，MCN などの前癌病変は知られているが，組織標本上で明瞭な連続性を確認するのは容易ではなく，癌化の過程が十分に解明されているとはいいがたい状態である。しかし，今回紹介した ADM/AFL など新たな前癌病変も提唱されており，今後さらなる検討が期待される。

参考文献

1) Wei D, Wang L, Yan Y, et al.：KLF4 Is Essential for Induction of Cellular Identity Change and Acinar-to-Ductal Reprogramming during Early Pancreatic Carcinogenesis. Cancer Cell **29**：324-338, 2016.
2) Lüttges J, Galehdari H, Bröcker V, et al.：Allelic loss is often the first hit in the biallelic inactivation of the p53 and DPC4 genes during pancreatic carcinogenesis. Am J Pathol **158**：1677-1683, 2001.
3) Kanda M, Matthaei H, Wu J, et al.：Presence of somatic mutations in most early-stage pancreatic intraepithelial neoplasia. Gastroenterology **142**：730-733, 2012.
4) Tanaka M, Fernández-Del Castillo C, Kamisawa T, et al.：Revisions of international consensus Fukuoka guidelines for the management of IPMN of the pancreas. Pancreatology **17**：738-753, 2017.
5) Ishida M, Egawa S, Aoki T, et al.：Characteristic clinicopathological features of the types of intraductal papillary-mucinous neoplasms of the pancreas. Pancreas **35**：348-352, 2007.
6) Koh YX, Zheng HL, Chok AY, et al.：Systematic review and meta-analysis of the spectrum and outcomes of different histologic subtypes of noninvasive and invasive intraductal papillary mucinous neoplasms. Surgery **157**：496-509, 2015.
7) Lüttges J, Zamboni G, Longnecker D, et al.：The immunohistochemical mucin expression pattern distinguishes different types of intraductal papillary mucinous neoplasms of the pancreas and determines their relationship to mucinous noncystic carcinoma and ductal adenocarcinoma. Am J Surg Pathol **25**：942-948, 2001.
8) Wu J, Matthaei H, Maitra A, et al.：Recurrent GNAS mutations define an unexpected pathway for pancreatic cyst development. Sci Transl Med **3**：92ra66, 2011.
9) Lee JH, Kim Y, Choi JW, et al.：KRAS, GNAS, and RNF43 mutations in intraductal papillary mucinous neoplasm of the pancreas：a meta-analysis. Springerplus **26**：1172, 2016.
10) Yamaguchi K, Kanemitsu S, Hatori T, et al.：Pancreatic ductal adenocarcinoma derived from IPMN and pancreatic ductal adenocarcinoma concomitant with IPMN. Pancreas **40**：571-580, 2011.
11) Matthaei H, Wu J, Dal Molin M, et al.：GNAS sequencing identifies IPMN-specific mutations in a subgroup of diminutive pancreatic cysts referred to as "incipient IPMNs". Am J Surg Pathol **38**：360-363, 2014.
12) Itai Y, Minami M：Intraductal papillary-mucinous tumor and mucinous cystic neoplasm：CT and MR findings. Int J Gastrointest cancer **30**：47-63, 2001.
13) Zamboni G, Scarpa A, Bogina G, et al.：Mucinous cystic tumors of the pancreas：clinicopathological features, prognosis, and relationship to other mucinous cystic tumors. Am J Surg Pathol **23**：410-422, 1999.
14) 日本膵臓学会編：膵癌取扱い規約　第 7 版. 金原出版, 2016.
15) Bosman FT, Carneiro F, Hruban RH, et al.：WHO Classification of Tumours of the Digestive System. 4th ed. IARC Press, Lyon, 2010.
16) Aichler M, Seiler C, Tost M, et al.：Origin of pancreatic ductal adenocarcinoma from atypical flat lesions：a comparative study in transgenic mice and human tissues. J Pathol **226**：723-734, 2012.
17) Guerra C, Schuhmacher AJ, Canamero M, et al.：Chronic pancreatitis is essential for induction of pancreatic ductal adenocarcinoma by K-Ras oncogenes in adult mice. Cancer Cell **11**：291-302, 2007.
18) Shi C, Hong SM, Lim P, et al.：KRAS2 Mutations in Human Pancreatic Acinar-Ductal Metaplastic Lesions are Limited to those with PanIN：Implications for the Human Pancreatic Cancer Cell Origin. Mol Cancer Res **7**：230-236, 2009.
19) Habbe N, Shi G, Meguid RA, et al.：Spontaneous induction of murine pancreatic intraepithelial neoplasia（mPanIN）by acinar cell targeting of oncogenic

Kras in adult mice. Proc Natl Acad Sci USA **105**: 18913-18918, 2008.
20) Stanger BZ, Stiles B, Lauwers GY, et al.: Pten constrains centroacinar cell expansion and malignant transformation in the pancreas. Cancer Cell **8**: 185-195, 2005.
21) Morita K, Mito K, Niki T, et al.: Is an atypical flat lesion (AFL) a precursor lesion of the pancreatic ductal adenocarcinoma in human? Pathol Int, https://doi.org/10.1111/pin.12670

* * *

特集

ここまで来た！　膵癌の早期診断

膵領域細胞診の工夫と細胞像

竹中　明美[1]・中塚　伸一[2]

要約：近年，膵臓 EUS-FNA 件数の増加に伴い，膵液細胞診に加えて EUS-FNAC の検体が増加している。EUS-FNA においては迅速細胞診の併用により診断精度が向上するので，オンサイトで細胞検査士が細胞診を行う機会が増えることが予想される。EUS-FNAC 検体は血液が混入していることも多いので，再水和法を用いたショール染色による迅速細胞診が有用である。ERCP 検査時の膵液，膵管擦過検体の正確な診断を行うために標本作製はとても重要なステップである。採取された検体からより多くの変性の少ない細胞を回収するためには，膵液においては細胞培養液中での短時間培養が有効であり，膵管ブラシ検体では塗抹のほかにブラシを細胞培養液，あるいは LBC 保存液中での洗浄が有用である。高分化型腺癌では細胞の異型は弱く小型の場合が多いこと，膵管内乳頭粘液性腫瘍では腺癌症例でも多数の良性細胞中に少数の小型異型細胞があることを念頭においた細胞診断が重要である。

Key words：迅速ショール染色，オンサイト細胞診，LBC

はじめに

近年，画像診断の発達により膵臓においても癌の早期発見が可能となりつつある。膵管拡張，嚢胞，腫瘤などのさまざまな臨床所見を示す症例に対し，良悪を含めた診断確定が細胞診によってなされるケースも増えている。細胞診の対象となる検体には内視鏡的逆行性胆道膵管造影(endoscopic retrograde cholangiopancreatography：ERCP）により採取された膵液，膵管擦過と超音波内視鏡下穿刺吸引法（endoscopic ultrasound guided fine needle aspiration：EUS-FNA）検体とがある。近年，多くの施設で膵臓 EUS-FNA が施行されるようになった。膵臓 EUS-FNA 正診率の向上には，とくにオンサイトなどの迅速細胞診の併用が重要である。同一の内視鏡手技者が EUS-FNA を行い，オンサイトでの迅速細胞診の実施の有無で成績を比較した結果，迅速細胞診のない条件下では有意に検体採取率が低下するという報告がある[1]。大阪国際がんセンターの過去10年間の膵液細胞診と EUS-FNA 細胞診（EUS-FNA cytology：EUS-FNAC）の動向と陽性率を示す（図1）。EUS-FNAC は2011年を境に急速に増加し，細胞診陽性率も上昇しており，膵疾患の診断確定における EUS-FNAC の有用性がうかがえる。しかし，早期膵癌の診断確定に膵液細胞診を重要と考える臨床家も多いこともあり，減少傾向にあるものの膵液細胞診は30％以上の陽性率を維持している。膵疾患診断における細胞診のメリットは，①オンサイトでの迅速細胞診を活用することにより，検査が確実に行われているかどうかをその場で判断できること，②ブラシ洗浄液を検体に用いるなどの工夫により，採取された材料を余すことなく診断に用いることができる，ということにあるといえる。本稿では，オンサイト細胞診の実際，膵液・膵管擦過ブラシの細胞診標本作製における工夫を紹介したうえで，膵臓の特徴的な細胞判定基準を述べたい。

Pancreatic Cytology；Techniques in Sample Preparation and Cytologic Characteristics
Akemi Takenaka et al
1) 大阪医療センター臨床検査科（〒540-0006 大阪市中央区法円坂2-1-14）
2) 大阪国際がんセンター病理・細胞診断科

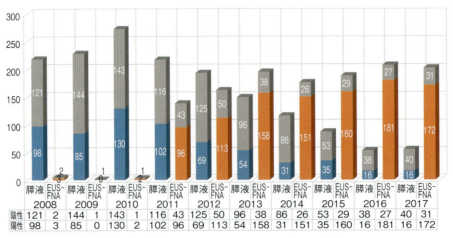

図1 膵液・EUS-FNA細胞診の動向と陽性率

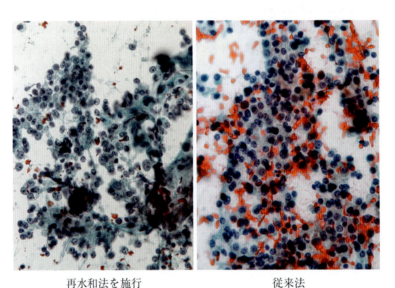

再水和法を施行　　　　　　従来法

図2 再水和法と細胞像

I．オンサイト細胞診の実際

EUS-FNAにおいて，確実に検体が採取されたかどうかを判断するためにオンサイト細胞診は有力な武器となる。大阪国際がんセンターではEUS-FNA検査現場で細胞検査士が標本作製，染色，検鏡までを行い，細胞像が画像診断や超音波診断と矛盾しないかをEUS-FNA施行医師に確認してオンサイト細胞診仮報告としている[2]。EUS-FNAの検体では血液成分の混入が多く，直接スライドグラスに押し出すと溶血による凝固や乾燥が起こりやすい。そこで，生理食塩水を入れた深めの容器（シャーレなど）に検体を浸すことにより，良質な標本作製が可能となる。その一部をスライドグラスに載せたうえで摺合せ法（圧挫法）によって2枚の標本を作製する。1枚は通常のパパニコロウ

表1 再水和法と迅速ショール染色の手順

---
①検体塗抹後，乾燥（ドライヤーなどで完全に乾燥させる。）
②生理食塩水　10秒
③95％エタノール固定
④70％エタノール
⑤水洗
⑥ヘマトキシリン　5秒
⑦水洗
⑧ショール染色液　10秒
⑨70％エタノール×2槽
⑩100％エタノール×2槽
⑪キシロール×2槽
⑫封入

染色用に95％アルコールで固定しておく。他の1枚に対し迅速ショール染色を施行している。まず風乾の後，生食に浸透，その次に95％アルコールで固定する。これを再水和法とよぶ。乾燥固定であるので細胞

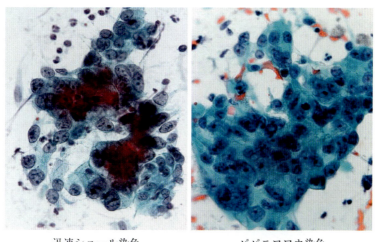

迅速ショール染色　　　　　パパニコロウ染色
図3 迅速ショール染色とパパニコロウ染色の細胞像

の保持がよく，また赤血球は溶血するので背景が明瞭になりスクリーニングが容易になるなどの利点がある（図2）。大阪国際がんセンターでは自施設で改良した迅速ショール染色を行っている（表1）。改良型迅速ショール染色はパパニコロウ染色と類似した染色性が得られ，また透明感があるため粘液の多い検体にも適している（図3）。迅速検鏡においては「標本の適・不適」「良性・悪性」，さらに可能であれば「組織型」まで仮報告している。組織型の診断においては，画像診断との整合性について臨床医に確認したうえで診断するようにしている。小型異型細胞主体の細胞像であれば病理組織検体を採取して免疫染色を含めた詳細な検討が必要となるので，組織片の十分な採取を依頼している。しかし，繰り返しの穿刺が困難な場合や十分な組織検体が作製できない場合も少なくない。このような場合には生理食塩水の入った容器の残りの液を遠心し，沈渣を用いてセルブロックを作製する。セルブロックを作製しないときは沈渣をCellprep®用液状化検体細胞診（liquid based cytology：LBC）保存液に保存し，パパニコロウ染色，免疫染色など追加染色が必要なときに作製する。Cellprep®用LBC保存液には粘液溶解剤も含まれており，また細胞の形態も常温で長期間保持されるので，LBCにCellprep®を用いていない施設においても細胞診検体保存用に有用と考える[3,4]。採取された細胞は残らず活用するよう心がけることが重要である。迅速細胞診はあくまで仮報告であり，最終診断は迅速細胞診と通常パパニコロウ染色の所見を総合的に判断したうえで報告するのが望ましい。

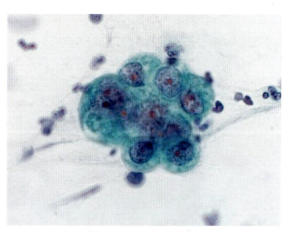

図4 腺癌細胞（膵液）

II．膵液・膵管擦過の標本作製

ERCP施行時に膵液，膵管擦過の材料が提出される。膵液はあらかじめ細胞培養で用いられる培養液である10%胎児ウシ血清添加minimal essential medium（MEM）を分注した試験管を用意しておく。造影剤が混入することにより細胞が変性し，また細胞回収も困難なため，2本以上の試験管に採取することが望ましい。MEM培養法のメリットとして，細胞の劣化防止があげられる。冷蔵保存後，37℃で3時間以上インキュベートした後，標本作製を行うことにより，核の変性が少なく，クロマチンの性状や核小体所見が明瞭な標本作製が可能となる（図4）。粘液の多い膵液では遠心しても細胞の回収が悪い場合もあるが，MEM培養法では粘液の融解も期待できる。MEM培養液が用意できない場合でも，検体に等量の生理食塩水を加えて粘液を融解させ，多数の細胞を集めることができる

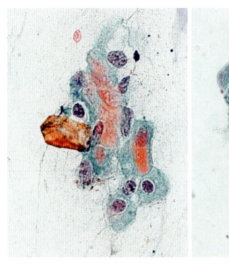
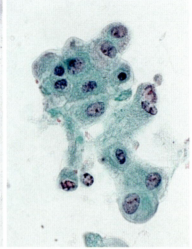

直接法の細胞　　　　　　ブラシ洗浄法の細胞
図5　腺癌（膵管擦過）直接法とブラシ洗浄法

ので推奨したい．ERCP施行時に用いるセクレチンは本邦では製造中止となり，膵液採取量の低下が懸念されている．大阪国際がんセンターではアメリカ食品医薬品局で承認されたヒトセクレチン製剤を輸入し，倫理委員会の承認，患者本人の同意のもと投与する方法を検討しており，十分な膵液採取ができるように努めている．

　膵管擦過ブラシはスライドグラスに塗抹後，MEM培養液かCellprep® LBC保存液に浸し，ブラシの繊維間に残っている細胞をよく攪拌して落としたうえで，遠心して細胞を集めるようにしている．この方法では擦過した細胞をほぼすべて回収できるうえに乾燥による変性も防げる（図5）．ブラシでの直接塗抹は乾燥標本になることが問題であるが，これを防ぐためには再水和法の併用がよい．塗抹標本では陽性細胞が認められず，ブラシ洗浄液検体のみに陽性細胞を認めることもしばしば経験する．Cellprep® LBC保存液中では検体の常温保存が可能であり，時間をおいてからでも標本作製可能である．採取された検体は最終診断が確定するまでしっかり保管することを推奨したい．

III．EUS-FNACの細胞診断基準

　2017年の大阪国際がんセンターにおける膵領域手術件数と組織型の割合を示す（図6）．浸潤性膵管癌（腺癌）がもっとも多いが，実際にEUS-FNACで悪性と診断される検体の多くも腺癌である．そのなかで高分化型腺癌は細胞が小型で異型性に乏しく悪性との診断に躊躇する場合もしばしばである．重要な診断基準は，①核間距離の不整（核が不規則に配列，重積），②

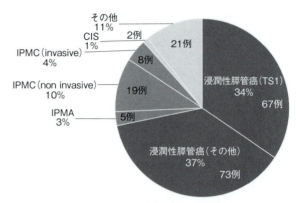

図6　膵臓領域の手術件数と組織型割合

核の腫大（核の大小不同，核密度の増加），③核形不整（核の切れ込み，しわ）の3点である（図7）．一般的な細胞診で腺癌の特徴とされる核小体明瞭化やクロマチン異常などは，高分化型腺癌では明瞭でないことも多いので前述の3点に着目して診断を進めたい．

　小型円形細胞主体の症例では細胞像で細胞集塊や配列，細胞質の性状，クロマチン，核小体所見から組織型を推定することになる（表2）．しかしながら，やはり免疫染色の併用は必須である．Cellprep® LBC法はフィルター法であるので，細胞の重なりも少なく，細胞質も保たれているため細胞膜，細胞質，核に染まる種々の抗体を用いた免疫染色に適している（図8）．また自動染色装置を用いた場合，ホルマリン固定組織検体との染色条件の異なりが問題となるが，Cellprep® LBC検体用に最適化された条件も公開されている[4]ので，これに従えば最適な免疫染色を行うことができる．

①核間距離の不整
（核が不規則に配列，重積する。）

②核の腫大
（核の大小不同，核密度の増加をみる。）

③核形不整
（核の切れ込み，しわ）

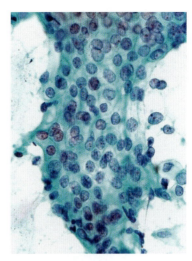

図7 EUS-FNAC腺癌の判定基準と細胞像

表2 小型異型細胞からなる腫瘍の細胞診鑑別点

	NET	ACC	SPN
細胞配列	敷石状，ロゼット様	腺房状，腺腔	偽乳頭状，孤在性
核	円形〜類円形	円形〜類円形	円形，核溝
	偏在性	中心性〜	偏在性〜
クロマチン	ごま塩状	細〜粗顆粒状	細顆粒状
核小体	やや不明	明瞭	不明
細胞質	淡明〜微細	顆粒状〜泡沫状	顆粒状，突起様
その他	血管間質		血管間質・壊死
			硝子様物質

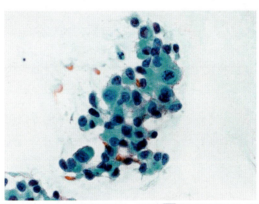

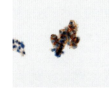 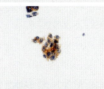 

CD56（＋）　　chromogranin（＋）　　synaptophysin（＋）　　Ki-67（＋）

図8 神経内分泌腫瘍（EUS-FNAC）パパニコロウ染色と免疫染色

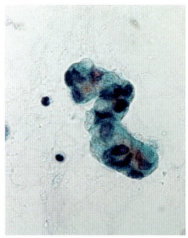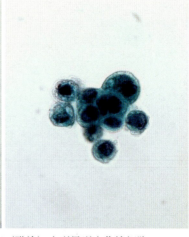

図9 膵管内乳頭粘液性腺癌（膵液）小型異型小集塊細胞

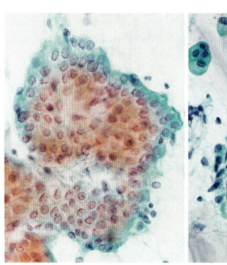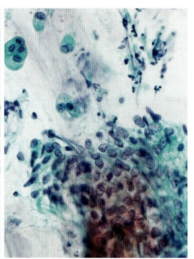

膵管内乳頭粘液性腺腫　　　膵管内乳頭粘液性腺癌

図10 膵管内乳頭粘液性腺腫と膵管内乳頭粘液性腺癌

IV．膵液細胞診の細胞診断基準

膵液細胞診は主に膵管内乳頭粘液性腫瘍（intraductal papillary mucinous neoplasm：IPMN）の診断，経過観察のために提出される．2017年の大阪国際がんセンター手術例ではIPMN 32例中19例は非浸潤癌である膵管内乳頭状腺癌（intraductal papillary mucinous carcinoma：IPMC）であった．IPMNは過形成から浸潤癌まで多彩な病変を含み，膵液にも多くの良性細胞に混じり，さまざまな異型をもつ細胞が出現する．異型細胞が小型であり，ごく少数しか出現しないことも多く，スクリーニングを慎重に行う必要がある（図9）．膵癌取扱い規約第7版にも「非浸潤癌の細胞を見落とさないこと」と明記されている[5]．また，臨床側から浸潤性膵管癌（腺癌）かIPMCかの鑑別，非浸潤性IPMCか浸潤性IPMCかの鑑別を求められることもある．背景に粘液を伴い，膵管内乳頭粘液性腺腫（intraductal papillary mucinous adenoma：IPMA）の細胞が出現していればIPMCの可能性が高い．また，著明な異型を示す大型集塊や細胞質に粘液を含む印環細胞様の細胞が多数出現していれば浸潤性IPMCの可能性はあると考えている（図10）．

V．考　察

膵疾患の診断においては，細胞診が最終診断となることも多く，それゆえ，判定には過剰に慎重になり疑陽性とするケースも多いと思われる．迅速に正確な診断をするために，確実に病変部から採取されていることを確認すること，より多くの細胞を集めること，きれいな染色を心がけること，細胞判定基準の理解が必

要である。細胞判定基準の理解には施設間，個人間での差があると考えられるが，これを解消していくためにも，細胞診への免疫染色の積極的な導入が必要と考える。そのためにはフィルター法のLBC導入が不可欠である。またコスト面，労務面での問題もあるものの，オンサイト細胞診は，膵臓細胞診に携わる病理医師，臨床検査技師にとって検査方法，採取部位の理解や臨床医師とのコミュニケーションの向上にもつながるので，各施設で工夫しながら採用していただくことを願う。

謝辞：本稿の作成にあたり大阪国際がんセンターの病理・細胞診断科の医師，細胞検査士の皆様のご協力をいただき，また，助言をいただいた国際医療福祉大学医学部 冨田裕彦先生に感謝します。

参考文献

1) Klapman JB, Logrono R, Dye CE, et al.：Clinical impact of on-site cytopathology interpretation on endoscopic ultrasound-guided fine needle aspiration. Am J Gastroenterol **98**：1289-1294, 2003.
2) 竹中明美, 太田沙世子, 龍あゆみ, ほか：膵・胆道領域の検体取り扱いについて．消内視鏡 **22**：1087-1092, 2010.
3) 冨田裕彦, 竹中明美：液状化細胞診（Cellprep®）婦人科子宮頸部細胞診アトラス．学際企画, 2015.
4) 冨田裕彦, 竹中明美：Cellprep® 細胞診一般カラーアトラス．学際企画, 2016.
5) 日本膵臓学会：膵癌取扱い規約　第7版．金原出版, 2016.

* * *

胆と膵 35巻臨時増刊特大号

医学図書出版ホームページでも販売中
http://www.igakutosho.co.jp

膵炎大全
～もう膵炎なんて怖くない～
企画：伊藤 鉄英

膵臓の発生から解剖、先天性異常から膵炎の概念、分類、様々な成因で惹起される膵炎のすべてを網羅した1冊！
これを読めば「もう膵炎なんて怖くない！」

巻頭言

Ⅰ．膵の発生と奇形
- 膵臓の発生と腹側・背側膵
- 膵の発生と形成異常―膵管癒合不全を中心に―
- 膵・胆管合流異常
- 先天性膵形成不全および後天性膵体尾部脂肪置換
- コラム①：異所性膵
- コラム②：膵動静脈奇形

Ⅱ．膵炎の概念と分類
- 急性膵炎発症のメカニズム
- 膵炎の疫学―全国調査より―
- 急性膵炎の診断基準、重症度判定、初期診療の留意点～Pancreatitis bundles～
- 急性膵炎の重症化機序
- 慢性膵炎臨床診断基準および早期慢性膵炎の概念
- 慢性膵炎に伴う線維化機構

Ⅲ．膵炎の診断
- 膵炎診断のための問診・理学的所見の取り方
- 膵炎診断のための生化学検査
- 急性膵炎／慢性膵炎診断のための画像診断の進め方
- 膵炎における膵内分泌機能検査
- 膵炎における膵外分泌機能検査

Ⅳ．膵炎の治療
- 急性膵炎に対する薬物療法
- 慢性膵炎の病態に応じた薬物治療と臨床的位置づけ
- 膵炎に対する手術適応と手技
- 重症急性膵炎に対する特殊治療―膵局所動注療法とCHDF
- 膵炎に対する内視鏡治療―経乳頭インターベンションからネクロゼクトミーまで
- 膵炎に対する生活指導および栄養療法
- 膵性糖尿病の病態と治療
- 膵石を伴う膵炎に対するESWL

Ⅴ．膵炎各論
- アルコール性膵炎
- 胆石性急性膵炎
- 遺伝性膵炎・家族性膵炎
- 薬剤性膵炎
- 高脂血症に伴う膵炎
- ERCP後膵炎
- 肝移植と急性膵炎
- ウイルス性急性膵炎
- 術後膵炎
- 高カルシウム血症に伴う膵炎
- 虚血性膵炎
- Groove膵炎
- 腫瘤形成性膵炎
- 腹部外傷による膵損傷（膵炎）
- 妊娠に関わる膵炎
- 膵腫瘍による閉塞性膵炎：急性膵炎は小膵癌や悪性膵管内乳頭粘液性腫瘍の診断契機か？
- 自己免疫性膵炎
- 炎症性腸疾患に伴う膵炎
- コラム③：膵性胸水・腹水
- コラム④：Hemosuccus pancreaticus
- コラム⑤：嚢胞性線維症に伴う膵障害

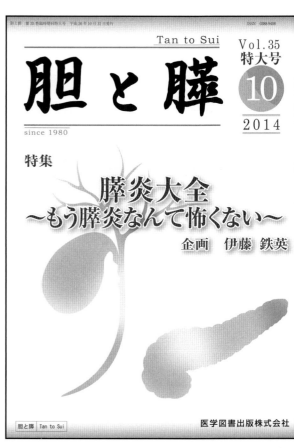

定価（本体5,000円＋税）

特集

ここまで来た！ 膵癌の早期診断

早期膵臓癌を見つけるためのリキッドバイオプシーの開発

吉岡　祐亮[1]・落谷　孝広[1,2]

要約：われわれの体液中には多くの物質が存在しており，それら物質を手がかりに診断を行うリキッドバイオプシーが，近年注目を浴びている。血液などの体液の採取は比較的侵襲性が低く，組織生検と比べても継時的に採取可能であるなどのメリットがあげられる。多くの研究成果からリキッドバイオプシーの新たなリソースとして，エクソソームおよびmicroRNAの有用性が報告されており，膵臓癌においても新規診断法として期待されている。本稿では，血中を循環するエクソソームに含まれるmiRNAやその膜タンパク質を標的とした膵臓癌の診断法について，その特徴やメリット，とくに早期診断への可能性をまとめた。

Key words：エクソソーム，microRNA，リキッドバイオプシー

はじめに

　膵臓癌は極めて予後不良の癌であるが，その要因の一つに早期発見が困難であることがあげられる。早期は自覚症状がないうえに，現在，膵臓癌に関しては指針として定められている検診がなく，発見が遅れることが多い。早期で発見される場合，健診で行ったエコーやCTなどで，たまたま早期で発見されるケースなどがほとんどである。検査の種類としては，エコーやCT，MRIなどの画像検査が主であるが，血液検査としてCA19-9やCEAの測定が用いられることがある。ただし，これら血液検査は，膵臓癌特異的なマーカーではないことや早期の膵臓癌では高値を示さないといった欠点がある。一方で，早期診断を行うための一次スクリーニングに，CTなどの画像検査を用いるには，費用対効果を考えたときに導入しがたいと考えられる。したがって，低コストかつ診断能力の高い検査方法の開発が急務である。近年，細胞が分泌するエクソソームとよばれる脂質二重膜を有する小胞および，microRNA（miRNA）がリキッドバイオプシーの新たなリソースとして注目を浴びており，本稿では，エクソソームおよびmiRNAが切り開く新たなバイオマーカー開発の分野を紹介する。

I．エクソソームとmiRNA

　近年エクソソームが注目を浴びている，と前述したが，エクソソームの発見自体は30年以上前に遡り，最近発見されたわけではない[1]。つまり，発見からその重要性が認識されるまで，時間を要したということである。エクソソーム発見当初は，エクソソームの役割がどのようなものであるか，はっきりせず，細胞が不要になった分子を細胞外へ捨てるためのゴミ袋のような役割を果たしていると考えられていた。1983年，Johnstoneらがヒツジの網状赤血球がヘモグロビン合成時には必要であったトランスフェリンレセプターを100 nm程の脂質二重膜構造の小胞顆粒に内包し，細胞外へ放出していることを観察したことが，エクソソーム発見の経緯とされている。この観察から，成熟過程で不要になったトランスフェリンレセプターを細胞外に捨てるための手段にエクソソームが使われていると考えられたわけである。当時はエクソソームと名付けられたわけではなく，のちにexosomeと名付けられた[2]。その後，研究が進むと，血球細胞以外にもさ

Development of Liquid Biopsy for Early Pancreatic Cancer

Yusuke Yoshioka et al

1) 国立がん研究センター研究所分子細胞治療研究分野（〒104-0045 中央区築地5-1-1）
2) 東京医科大学医学総合研究所

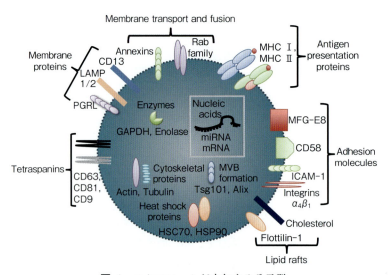

図1 エクソソームが内包する分子群
エクソソームはおよそ100 nmの粒子径をもち，主に脂質，核酸，タンパク質で構成されている。その種類は豊富に存在し，リキッドバイオプシーのリソースとして魅力的な存在である。また，構成分子は由来する細胞によって組成が異なるが上記に示した分子は多くの細胞から分泌されていることが報告されている。

まざまな細胞がエクソソームを分泌することや，その内包物が明らかになり，役割も徐々に明らかとなってきた。まず，90年代には免疫細胞を中心に研究が行われ，B細胞が分泌するエクソソーム膜表面上にはMHC class ⅠとⅡが存在し，T細胞を活性化し，免疫活性化に寄与していることが示された[3]。エクソソームが特定の細胞間で機能をもつことが示されたが，エクソソームはさまざまな細胞から分泌されているため，さらに普遍的な役割があると考えられた。2006年，エクソソームを介してmRNAが[4]，さらに2007年にはmiRNAが細胞間を移動していることが報告された[5]。つまり，細胞はエクソソームにタンパク質や核酸（mRNA，miRNA）を内包し，細胞間で受け渡すことでコミュニケーションを取っていることが明らかとなった。この際，エクソソームは血液，唾液，尿，髄液などの体液中を循環し[6]，遠隔地の細胞へも届けることが可能である。また，重要なのは，エクソソームに内包する物質は，分泌する細胞によって異なること，すなわち，細胞からのメッセージが込められており，特異的な物質が含まれていることである[6]（図1）。

miRNAやmRNAなどの核酸がエクソソームに内包されて，体液中を循環していることが発見される以前，1948年には血清，血漿中に核酸が存在することが報告されている[7]。それからおよそ30年後には，健常人と比較して，がん患者の血清中には細胞外DNAが多く含まれていることや予後不良の患者血清にはさらに多く含まれている傾向が示された[8]。また，血液中に存在するRNaseによって分解されると考えられていたRNAの存在も示唆され，1999年に悪性メラノーマの患者由来の血清からメラノーマ，メラノサイト特異的に発現するチロシナーゼのmRNAをRT-PCR法によって6例中4例の血清検体で検出したが，健常人由来の血清からは検出されなかったという報告がある[9]。この報告では，血清を低速で遠心した後に，0.45 μmのフィルターに通し，細胞および細胞破片を除いてからRNA抽出を行っているため，どのような状態で存在しているのかはわからない，という結論であったものの，タンパク質や脂質と結合しているのではないかという予想をしている。その予想はおおむね正しく，前述したエクソソームやアポトーシス小体などの小胞，そして，タンパク質や脂質と結合して体液中を循環している核酸の存在が報告されている。現在では，miRNAの体液中での存在様式は複数報告されており，下記にまとめた。

体液中に存在するmiRNAは細かく分類すると，図2のように，脂質やタンパク質に結合しているmiRNA（図2a），エクソソームに含まれるmiRNA（図2b），アポトーシス小体に含まれるmiRNA（図2c），細胞から漏出したmiRNA（図2d）に分けることができる。順に説明すると，図2aについては，Ago2やNPM1，HDL（リポタンパク質）などのタンパク質に結合して体液中に存在するmiRNAが報告されており[10～12]，これらタンパク質と結合することで，RNaseからの分解を防いでいるという見解もある。図2bは，エクソソー

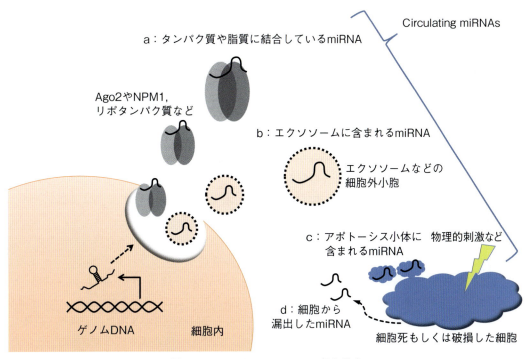

図 2 Circulating miRNAs の存在様式
体液中に存在する miRNA はさまざまな様式で存在しており，脂質やタンパク質と結合することや
エクソソームに内包されることで安定的に存在している。

ムに内包されて，体液中に存在する miRNA である。エクソソームは前述した通り，脂質二重構造を有し，その内部に miRNA が含まれているため，RNase の分解から免れ，体液中で安定に存在することが知られている。図2cは，細胞がアポトーシスを起こした際に生じるアポトーシス小体に内包されている miRNA で[13]，図2dは細胞が破損した際に細胞から漏れ出た miRNA であり，図2c, d どちらも細胞が能動的に細胞外に分泌したものではない。このような体液中に存在する miRNA を総称して"circulating miRNAs"とよばれている（図2）。

したがって，本稿でリキッドバイオプシーのリソースとして紹介するものは，体液中を循環するエクソソームによって運ばれるタンパク質，miRNA（exosomal miRNA），そして，前述したような circulating miRNAs である。これらリソースごとに，膵臓癌における報告を以下にまとめる。

II．Circulating miRNAs による膵臓癌診断

ここで述べる circulating miRNAs による診断とは，血液を含む血清や血漿などの体液から，明確なエクソソーム単離を行わないで，体液に含まれる miRNA をまとめて解析している場合を指す。

大規模な解析としては，409 症例の膵臓癌患者，25 症例の慢性膵炎患者，そして 312 人の健常人の全血の解析報告がある[14]。全血を用いた解析は珍しく，血液成分であれば血清や血漿が通常用いられる。この報告では，700 種類以上の miRNA が解析され，最終的には 4 種類の miRNA の組み合わせ，および 10 種類の miRNA の組み合わせを用いて従来の腫瘍マーカーである CA19-9 と比較している。その結果，これら miRNA は膵臓癌の診断能力としては CA19-9 より AUC が低く，有用性は示せなかったものの，CA19-9 と miRNA を組み合わせることで，感度，特異度を向上させることができた。ただし，これらの解析結果については注意すべき点がいくつかある。まず，この報告で解析されている患者の6割はステージIVであり，CA19-9 が高値になりやすく AUC も高値となりやすい。したがって，早期膵臓癌についてはさらなる検証が必要である。また，全血を用いていることから circulating miRNAs のみを解析できておらず，実際に，白血球や血小板のカウント数に相関して，これら miRNA が高値を示していた。解析に全血を用いることは，簡便に検体を用意できる利点があるものの，解析に用いる体液の種類は慎重に選択すべきである。また，血漿中の7種の miRNA を解析した報告では，7種のうち4種（miR-155, 181a, 181b, 196a）がそれぞれ単独で膵臓癌患者において，健常人と慢性膵炎患者より高値を示した[15]。27 例のステージ I の患者血漿を

用いた解析では，miR-16 と miR-196a，2 種の miRNA の組み合わせで，19 例の患者を陽性と判断でき，CA19-9 の 15 例陽性を上回った。Circulating miRNAs が膵臓癌の早期診断へ有用である可能性を示した。ただし，ステージが進むと CA19-9 のほうが診断能力は高く，この報告でも，CA19-9 と miRNA を組み合わせることがよりよい鑑別能を有することが示されている。Li らは，健常人と早期ステージの膵臓癌のみならず，膵管内乳頭粘液性腫瘍（IPMN）と健常人の鑑別を可能にする血清 miRNA を報告している[16]。彼らは血清中の miR-1290 が早期ステージの膵臓癌患者において，CA19-9 より有効であることを示している。前記のように circulating miRNA も早期膵臓癌を検出するのに有用であることが示されはじめているが，検証数が少ないことなどが問題となっている。

III. Exosomal miRNAs による膵臓癌診断

前記のように体液から直接 RNA を抽出する circulating miRNAs は，わざわざエクソソームを回収してから RNA を抽出する方法と比較して手間も取らず，回収効率も気にしなくてよい点は利点だが，exosomal miRNA と circulating miRNAs ではプロファイルが異なることも報告されている[17]。この報告では現在のエクソソーム回収方法のゴールドスタンダードである超遠心法ではなく，市販のキット試薬を用いてエクソソームを回収しているが，エクソソーム内外の miRNA のプロファイルに違いがあるとすると，exosomal miRNA を解析することで，より病態を反映する可能性もある。実際，この二つの違いを意識して解析している例も多くあり，circulating miRNAs ではなく，体液からエクソソームを回収して，exosomal miRNA を解析した報告例をあげる。

Que ら[18]は，解析検体の数は多くないが，膵臓癌，良性膵腫瘍，乳頭癌，慢性膵炎，健常人の血清から超遠心法を用いてエクソソームを回収し，RNA を抽出して miRNA 量を解析した。解析した miRNA は 4 種類（miR-17-5p, miR-21, miR-155, miR-196a）であり，これら miRNA のうち，前述した血漿中 circulating miRNAs の報告でも miR-155 と miR-196a は解析されている。この報告では，膵臓癌患者と非膵臓癌患者で，miR 17-5p の量に差が認められ，さらに転移の有無やステージの進行に伴い，その量が多くなることが明らかとなった。miR-21 に関しては，膵臓癌患者と慢性膵炎患者，健常人の間で差が認められたものの，ステージ間では差がなかった。解析にはステージ I と II の早期癌患者が全 22 例中 9 例含まれており，早期診断への可能性も示されている。残念ながら，前述した miR-155 と miR-196a に関しては，エクソソームに含まれる量が少なすぎるため，途中で解析を止めている。おそらくこの二つの miRNA に関してはエクソソームに含まれている量が少ないため，circulating miRNAs でないと解析できないのかもしれない。同じ膵臓癌とはいえ，当然ながら用いている検体が異なるので，直接比較はできないものの，circulating miRNAs と exosomal miRNA では異なるプロファイルを示すという一例だろう。

また，Madhavan ら[19]も超遠心法を用いて膵臓癌患者血清からエクソソームを回収し，4 種の exosomal miRNA（miR-1246, miR-4644, miR-3976, miR-4306）の量を測定している。これら exosomal miRNA は早期を含む膵臓癌患者で 8 割以上が陽性と判断され，健常人の陽性率（偽陽性率）は 0% であった。ただし，慢性膵炎の患者では 1 割弱が偽陽性となった。

Exosomal miRNA を診断リソースとした場合，エクソソームの回収方法が問題となるだろう。前記二つの報告はいずれも超遠心法を用いてエクソソームの回収を行っているが，臨床応用を視野に入れた場合，多検体を処理できない，時間を要するということが障壁となる。現在は，マイクロ流体チップを使って，エクソソームの捕捉，RNA の抽出と解析を同時に行える装置も開発されており[20]，このような装置による exosomal miRNA の実用性が検証されるのを期待している。

IV. Exosomal protein による膵臓癌診断

エクソソーム中のタンパク質も前記の miRNA と同様に，基本的には体液中からのエクソソーム回収の工程が必要である。前記のように超遠心法を用いてエクソソームを回収し，エクソソームを破壊して内包されているタンパク質を用いて診断を行うことは可能である。しかし，miRNA と異なる点として，タンパク質を標的とした場合，エクソソームを破壊せずとも，直接解析可能な標的分子がある。それは，エクソソーム膜上のタンパク質である。エクソソーム膜上には多くの種類の分子が同時に存在しており，これらを利用したエクソソームの診断法がある。その代表例が ELISA 法の応用であるが，現在はさまざまなエクソソーム膜タンパク質を標的としたエクソソームの検出方法が開発されており，膵臓癌の特異的な分子の検出も実施されている。

エクソソーム膜表面のタンパク質の検出方法として

フローサイトメーターを利用した方法がある。100 nm前後のエクソソームをフローサイトメーターで直接解析するのは難しいため，ビーズなどにエクソソームを結合させた後にエクソソーム膜上のタンパク質を認識する蛍光色素結合抗体と反応させ検出している。この方法を用いて，膵臓癌患者の血清に含まれるGlypican-1陽性エクソソームを測定すると，感度特異度がともに100％であると報告された[21]。さらに，良性疾患との鑑別にも有効であること，膵臓癌の前癌病変でも血液中に検出されることから，早期診断への可能性を示した。ただし，前癌病変やステージⅠ（190例中2例のみ）における解析数は極端に少ないため，今後さらなる検証が必要である。また，Glypican-1陽性エクソソーム中には膵臓癌に特徴的な*Kras*遺伝子変異を有するmRNAが検出されている。つまり，エクソソームの解析がコンパニオン診断薬につながる可能性も示唆されている。しかし，この研究に対して別の研究グループが検証を行った結果，再現性がとれなかったことが，国際細胞外小胞学会（ISEV）で報告されており，実用化にむけてさらなる検証が必要だろう。

最近では，金ナノ粒子（gold nanoparticles）の大きさによって，異なる表面プラズモン共鳴を利用した方法による膵臓癌診断の報告がある[22]。この方法はガラススライド上に抗CD81抗体を固相化し，血漿中エクソソームを捕捉し，その後，直径50 nmの金ナノ粒子を結合させた抗EphA2抗体と25×60 nmの金ナノロッドを結合させた抗CD9抗体を添加し，血漿中のエクソソームを検出した。つまり，エクソソームマーカーCD81，エクソソームマーカーCD9，そして，膵臓癌細胞が分泌するエクソソームに多く存在するとされるEphA2，すべてが陽性であるエクソソームを測定した。その結果，迅速かつ，わずか5 μLの血漿で膵炎患者と早期の膵臓癌患者を鑑別することができ，診断が困難とされている膵臓癌の新たなリキッドバイオプシーとなりうることが示された。ただし，方法は解析終了までには作業が多いことが欠点である。

以上のようにエクソソーム膜上のタンパク質を標的にした場合，その検出方法も多様化しており，どのような検出方法でどのような分子を検出するかが早期膵臓癌の診断法開発の鍵となる。

おわりに

膵臓癌の早期診断は，膵臓癌による死亡者数を減らすことに貢献できることは間違いないだろう。われわれの体液中に存在するエクソソームやmiRNAが早期診断に貢献しうる可能性は十分にあるが，実用化にむけて，さらなる検証が必要である。膵臓癌はステージⅠで診断されることが少ないため，解析に用いることができるステージⅠの検体が手に入りにくいという問題がある。したがって，ほとんどの報告では，ステージⅠの解析数が一桁であることも珍しくなく，早期診断への有用性を実証するには解析数が足りていないのも事実である。また，臨床応用をめざした場合，エクソソームの回収方法の開発や内部標準となるmiRNAやタンパク質の選定も急務である。急速に発展した分野のため，解決すべき課題は多く残っているが，われわれの体液中には，膵臓癌細胞や腫瘍組織内の細胞が分泌しているシグナルとして，エクソソームやmiRNAが存在していることは間違いないだろう。早期の膵臓癌でさえ，そのようなシグナルを発していることは疑いの余地がない。そのシグナルを上手く拾い上げることができれば，早期診断も実現可能であることから，今後の研究の発展に期待したい。

参 考 文 献

1) Pan BT, Johnstone RM：Fate of the transferrin receptor during maturation of sheep reticulocytes in vitro：selective externalization of the receptor. Cell **33**：967-978, 1983.
2) Johnstone RM, Adam M, Hammond JR, et al.：Vesicle formation during reticulocyte maturation. Association of plasma membrane activities with released vesicles（exosomes）. J Biol Chem **262**：9412-9420, 1987.
3) Raposo G, Nijman HW, Stoorvogel W, et al.：B lymphocytes secrete antigen-presenting vesicles. J Exp Med **183**：1161-1172, 1996.
4) Ratajczak J, Miekus K, Kucia M, et al.：Embryonic stem cell-derived microvesicles reprogram hematopoietic progenitors：evidence for horizontal transfer of mRNA and protein delivery. Leukemia **20**：847-856, 2006.
5) Valadi H, Ekström K, Bossios A, et al.：Exosome-mediated transfer of mRNAs and microRNAs is a novel mechanism of genetic exchange between cells. Nat Cell Biol **9**：654-659, 2007.
6) Raposo G, Stoorvogel W：Extracellular vesicles：exosomes, microvesicles, and friends. J Cell Biol **200**：373-383, 2013.
7) Mandel P, Metais P：Les acides nucléiques du plasma sanguin chez l'homme. C R Seances Soc Biol Fil **142**：241-243, 1948.
8) Leon SA, Shapiro B, Sklaroff DM, et al.：Free DNA in the serum of cancer patients and the effect of therapy. Cancer Res **37**：646-650, 1977.

9) Kopreski MS, Benko FA, Kwak LW, et al.: Detection of tumor messenger RNA in the serum of patients with malignant melanoma. Clin Cancer Res **5**: 1961-1965, 1999.
10) Arroyo JD, Chevillet JR, Kroh EM, et al.: Argonaute2 complexes carry a population of circulating microRNAs independent of vesicles in human plasma. Proc Natl Acad Sci U S A **108**: 5003-5008, 2011.
11) Vickers KC, Palmisano BT, Shoucri BM, et al.: MicroRNAs are transported in plasma and delivered to recipient cells by high-density lipoproteins. Nat Cell Biol **13**: 423-433, 2011.
12) Wang K, Zhang S, Weber J, et al.: Export of microRNAs and microRNA-protective protein by mammalian cells. Nucleic Acids Res **38**: 7248-7259, 2010.
13) Zernecke A, Bidzhekov K, Noels H, et al.: Delivery of microRNA-126 by apoptotic bodies induces CXCL12-dependent vascular protection. Sci Signal **2**: ra81, 2009.
14) Schultz NA, Dehlendorff C, Jensen BV, et al.: MicroRNA biomarkers in whole blood for detection of pancreatic cancer. JAMA **311**: 392-404, 2014.
15) Liu J, Gao J, Du Y, et al.: Combination of plasma microRNAs with serum CA19-9 for early detection of pancreatic cancer. Int J Cancer **131**: 683-691, 2012.
16) Li A, Yu J, Kim H, et al.: MicroRNA array analysis finds elevated serum miR-1290 accurately distinguishes patients with low-stage pancreatic cancer from healthy and disease controls. Clin Cancer Res **19**: 3600-3610, 2013.
17) Murakami Y, Toyoda H, Tanahashi T, et al.: Comprehensive miRNA expression analysis in peripheral blood can diagnose liver disease. PLoS One **7**: e48366, 2012.
18) Que R, Ding G, Chen J, et al.: Analysis of serum exosomal microRNAs and clinicopathologic features of patients with pancreatic adenocarcinoma. World J Surg Oncol **11**: 219, 2013.
19) Madhavan B, Yue S, Galli U, et al.: Combined evaluation of a panel of protein and miRNA serum-exosome biomarkers for pancreatic cancer diagnosis increases sensitivity and specificity. Int J Cancer **136**: 2616-2627, 2015.
20) Shao H, Chung J, Lee K, et al.: Chip-based analysis of exosomal mRNA mediating drug resistance in glioblastoma. Nat Commun **6**: 6999, 2015.
21) Melo SA, Luecke LB, Kahlert C, et al.: Glypican-1 identifies cancer exosomes and detects early pancreatic cancer. Nature **523**: 177-182, 2015.
22) Liang K, Liu F, Fan J, et al.: Nanoplasmonic quantification of tumour-derived extracellular vesicles in plasma microsamples for diagnosis and treatment monitoring. Nat Biomed Eng **1**: 0021, 2017.

* * *

特集 ここまで来た！ 膵癌の早期診断

膵癌の早期診断におけるリキッドバイオプシー：十二指腸液

中村　　聡[1]・大塚　隆生[1]・森　　泰寿[1]・貞苅　良彦[1]
仲田　興平[1]・宮坂　義浩[1]・中村　雅史[1]

要約：画像診断法の著しい発展にもかかわらず，膵癌を早期診断することは難しく，鑑別診断に難渋することも多い。膵癌の予後改善のためには，根治切除可能な段階での診断法開発が急務である。近年，さまざまな技術革新により分子マーカーの研究が進歩し，それに伴い血液などの体液を用いるリキッドバイオプシーが注目されている。膵液は膵癌組織と直接触れており，血液と比較して膵癌に特異的な分子マーカーが検出できる可能性が高いと期待されている。しかし，膵液採取は侵襲の高さからスクリーニング検体としては不適である。そこで低侵襲で採取可能な十二指腸液を用いたスクリーニング法の開発が進められており，成果が出つつある。

Key words：十二指腸液，膵液，S100P，バイオマーカー

はじめに

膵癌は5年生存率が10％以下と極めて予後不良な悪性疾患である[1]。その要因としては，早期診断が困難であり，多くが根治切除不能で診断されることがあげられる。膵癌の診断確定には，内視鏡的逆行性膵胆管造影（endoscopic retrograde cholangiopancreatography：ERCP）下に採取した膵液による細胞診がしばしば行われる。しかし，膵癌における膵液細胞診の感度は20〜60％と十分ではなく，さらにERCP後膵炎などの重篤な合併症の問題もある[2,3]。

膵癌の早期診断のためにはスクリーニング法の開発が急務であるが，膵液はその採取にかかる侵襲の高さからスクリーニング用の臨床検体として適切ではない。そのため，膵液に代わり末梢血や十二指腸液での有用なバイオマーカーの検索が現在進められている。われわれは十二指腸液中のS100 calcium-binding protein P（S100P）が膵癌の早期診断に対して有望なバイオマーカーとなりうることを報告した[4,5]。本稿では，その研究内容を踏まえつつ，膵癌診断における十二指腸液中のバイオマーカーの意義と現況を中心に概説する。

I．十二指腸液中バイオマーカーの臨床的意義

多くの癌において，その侵襲の低さから末梢血を用いたバイオマーカーの検出が精力的に行われている。膵癌でも，carbohydrate antigen 19-9（CA19-9），carcinoembryonic antigen（CEA），DUPAN-2，Span-1などの血中マーカーが使用されているが，これらは再発や治療効果のマーカーとしての有用性はあるものの，早期の膵癌に対する感度は低く，早期診断マーカーとしては利用できない。また，血中CA19-9は閉塞性黄疸や他の消化器癌においても高値を示し，偽陽性の頻度も高い。

一方，膵癌は膵管上皮由来の腫瘍であると考えられているため，腫瘍と直接触れている膵液中には癌細胞や癌細胞由来の核酸や蛋白などが末梢血と比較して豊

Duodenal Fluid as a Liquid Biopsy Sample to Investigate Biomarkers for the Early Detection of Pancreatic Ductal Adenocarcinoma
So Nakamura et al

1) 九州大学大学院医学研究院臨床・腫瘍外科（〒812-8582 福岡市東区馬出3-1-1）

富に存在することが期待されている。また早期の癌のみならず前癌病変も膵液中には含まれているため，通常では末梢血中で検出できない癌細胞や前癌細胞の核酸や蛋白などを解析することが可能となる。しかし，前述のように膵液採取は侵襲が高く，スクリーニングには適さないため，膵管にカニュレーションすることなく，膵液を低侵襲で採取できる十二指腸液がマーカー検出のための検体として注目されている。

II．十二指腸液採取

われわれは，上部消化管のスクリーニングの際に直視鏡下に十二指腸内でカテーテルを用いて十二指腸液を採取し，マーカー解析に用いている。具体的には，左側臥位で直視鏡（GIF-H260Z，GIF-H290；オリンパス社）を十二指腸下行脚まで挿入し，専用のカテーテル（PR-130Q；オリンパス社）を十二指腸乳頭部近傍の粘膜に軽く当てて5分間用手吸引して採取している[5]。採取に伴う合併症はほとんど認めない。Suenagaら[6]は直視鏡に先端キャップを装着し，セクレチン投与を行った後に直接十二指腸乳頭を吸引して膵液を採取する方法を報告している。

III．十二指腸液解析

1．蛋白マーカー

われわれは，膵癌患者の膵液中S100P濃度が異常高値を示していることを報告しており[7]，S100Pが十二指腸液中でも解析可能であると想定した。S100Pとは，二つのEF-handをもつカルシウム結合蛋白であるS100ファミリーに属し，食道，前立腺，胃，大腸などの正常組織に存在している[8]。これまで乳癌，大腸癌，前立腺癌，肺癌，膵癌において，その過剰発現が報告されている[9〜14]。とくに膵癌では，前癌病変とされる膵上皮内腫瘍性病変（pancreatic intraepithelial neoplasia：PanIN）でもS100Pの過剰発現を認め，PanIN-2，PanIN-3，浸潤癌になるにつれてその発現量が増加すると報告されているため，膵癌の早期診断に有用である可能性が示唆されている[15]。

われわれはMayo Clinic（米国フロリダ州・ジャクソンビル）と共同研究を行い，膵癌患者94名，膵管内乳頭粘液性腫瘍（intraductal papillary mucinous neoplasm：IPMN）患者85名，慢性膵炎患者29名，正常膵の対照者61名から，上部消化管のスクリーニングあるいは超音波内視鏡検査の際に前述の方法で十二指腸液を採取した[5]。十二指腸液中の分子マーカーとして，CEAとS100Pの濃度をenzyme-linked immuno sorbent assay（ELISA）法で測定して比較検討した。

結果は，十二指腸液中S100P濃度は膵癌群で対照群より有意に高かった（$P<0.0001$）。S100P濃度と年齢を合わせたロジスティック回帰モデルでは，早期の膵癌（stage 0/ⅠA/ⅠB/ⅡA）の診断感度，特異度はそれぞれ85％，77％であり，receiver operating characteristic（ROC）曲線から算出されるarea under the curve（AUC）は0.82であった。一方，十二指腸液中CEA濃度は膵癌群と対照群の間に有意差を認めなかった。

以上から，十二指腸液中S100P濃度は膵癌の早期診断において有用なバイオマーカーとなる可能性があることが示唆された。しかし今回の検討では，慢性膵炎群でもS100P濃度に変動がみられた。スクリーニングの観点から考えると，S100Pのように感度が高い検査が望ましいが，手術適応に直接かかわる診断確定のことを考慮すると，より特異度の高い分子マーカーの検索が必要であり今後の課題である。

2．遺伝子変異

癌遺伝子である*KRAS*の変異はPanIN-1の段階から認められ，癌化に伴い*KRAS*変異細胞の割合が増加すると報告されている[16]。Watanabeら[17]は，ERCPに引き続きスコープの吸引機構を利用して十二指腸液を採取し，mutant allele specific amplification法で*KRAS*のcodon 12変異を検討し，膵癌で66％，胆道癌で55％の変異を同定し，スクリーニングとしての有用性を報告している。またJohns Hopkins大学の研究グループ[18]は，セクレチン投与下に採取した十二指腸液を用いて遺伝子変異の解析を行い，*KRAS*変異を膵癌患者の73％で検出したことを報告した。しかし，慢性膵炎患者の19％でも*KRAS*変異を認めたため，特異度の観点からは満足いくものではなかった[19]。

癌抑制遺伝子*TP53*の変異は，膵癌組織において40〜70％に認めるが，過形成や腺腫ではその変異がほとんどみられず，変異が出現するのは悪性腫瘍としての病理形態学的特徴が明らかとなった時点以降であると考えられている。Kandaら[20]は，十二指腸液中の*TP53*の変異は正常膵，慢性膵炎，PanIN-1および低異型度IPMNでは認めず，PanIN-2および中異型度IPMNの7.1％，PanIN-3および高異型度IPMNでは50％，浸潤癌では67.4％と，悪性度が高くなるにしたがって変異検出率が増加していくことを報告した。PanIN-3での遺伝子変異も検出可能であったことから，十二指腸液中の遺伝子変異検索が画像診断に先行して病変を検出しうる可能性があることが示唆され

る。Suenagaら[21]は，digital next-generation sequencing法で十二指腸液を用いた網羅的遺伝子変異検索を行い，$TP53/SMAD4$の変異が浸潤癌あるいは高度異型性病変を検出でき，その感度と特異度はそれぞれ61.1%，95.7%であることを示した。

$GNAS$変異はIPMNに特徴的であり，IPMN全体の50〜70%に認められ，腸型IPMNに多い傾向にある。組織の異型度や浸潤病変の有無にかかわらず，同じ頻度で変異を認めるため，良悪性の鑑別には利用できない。Kandaら[22]は，十二指腸液中の$GNAS$変異がIPMN患者の64%で同定され，画像検査で5mm未満の微小嚢胞を有する患者の45%でも同定されたことを報告した。一方，慢性膵炎患者や浸潤性膵管癌患者では十二指腸液中$GNAS$変異は同定されなかったため，十二指腸液中の$GNAS$変異の検出により，画像上同定されない段階からIPMNの存在診断が可能であることを示した。さらに，Yuら[23]は$TP53$および$SMAD4$の変異を解析することで，感度，特異度それぞれ32%，100%で，IPMNと浸潤性膵管癌を鑑別可能であったことを示した。

IV. 今後の展望と課題

これまでERCP下，ないし摘出標本から採取した膵管内膵液を検体とし，DNAメチル化異常やRNA発現異常について解析を行った報告も散見される[24〜27]。膵液で発癌リスクを評価できるマーカーは，十二指腸液中においても有望である可能性があるが，十二指腸液には膵液に加え胆汁や胃液なども混在しており，純粋な膵液に比べ特異度が劣ることが予想され，より高精度な測定技術の開発が期待される。また，消化液中の分子を解析することになるため，検体の変性を抑える工夫も必要と考える。

おわりに

これまでに数多くの膵癌のバイオマーカー候補が報告されてきたが，単一のマーカーだけで良悪性や疾患を鑑別することは依然として困難である。したがって，現状では各種画像診断など臨床情報に基づいて疾患を絞り込み，適切なマーカーを複数用いることにより診断することが現実的なアプローチ法であると思われる。そのなかで，十二指腸液は末梢血と並んでスクリーニングに適した臨床検体であり，今後の新たな分子マーカーの発見が待たれる。

参考文献

1) Siegel RL, Miller KD, Jemal A：Cancer statistics, 2016. CA Cancer J Clin 66：7-30, 2016.
2) Kimura H, Ohtsuka T, Matsunaga T, et al.：Predictors and Diagnostic Strategies for Early-Stage Pancreatic Ductal Adenocarcinoma：A Retrospective Study. Pancreas 44：1148-1154, 2015.
3) Ohtsuka T, Tamura K, Ideno N, et al.：Role of ERCP in the era of EUS-FNA for preoperative cytological confirmation of resectable pancreatic ductal adenocarcinoma. Surg Today 44：1887-1892, 2014.
4) Mori Y, Ohtsuka T, Kono H, et al.：A minimally invasive and simple screening test for detection of pancreatic ductal adenocarcinoma using biomarkers in duodenal juice. Pancreas 42：187-192, 2013.
5) Matsunaga T, Ohtsuka T, Asano K, et al.：S100P in Duodenal Fluid Is a Useful Diagnostic Marker for Pancreatic Ductal Adenocarcinoma. Pancreas 46：1288-1295, 2017.
6) Suenaga M, Sadakari Y, Almario JA, et al.：Using an endoscopic distal cap to collect pancreatic fluid from the ampulla (with video). Gastrointest Endosc 86：1152-1156. e2, 2017.
7) Ohuchida K, Mizumoto K, Egami T, et al.：S100P is an early developmental marker of pancreatic carcinogenesis. Clin Cancer Res 12：5411-5416, 2006.
8) Parkkila S, Pan PW, Ward A, et al.：The calcium-binding protein S100P in normal and malignant human tissues. BMC Clin Pathol 8：2, 2008.
9) Guerreiro Da Silva ID, Hu YF, Russo IH, et al.：S100P calcium-binding protein overexpression is associated with immortalization of human breast epithelial cells in vitro and early stages of breast cancer development in vivo. Int J Oncol 16：231-240, 2000.
10) Birkenkamp-Demtroder K, Olesen SH, Sorensen FB, et al.：Differential gene expression in colon cancer of the caecum versus the sigmoid and rectosigmoid. Gut 54：374-384, 2005.
11) Averboukh L, Liang P, Kantoff PW, et al.：Regulation of S100P expression by androgen. Prostate 29：350-355, 1996.
12) Diederichs S, Bulk E, Steffen B, et al.：S100 family members and trypsinogens are predictors of distant metastasis and survival in early-stage non-small cell lung cancer. Cancer Res 64：5564-5569, 2004.
13) Arumugam T, Simeone DM, Van Golen K, et al.：S100P promotes pancreatic cancer growth, survival, and invasion. Clin Cancer Res 11：5356-5364, 2005.
14) Sato N, Fukushima N, Matsubayashi H, et al.：Identification of maspin and S100P as novel hypomethylation targets in pancreatic cancer using global gene expression profiling. Oncogene 23：1531-1538, 2004.

15) Dowen SE, Crnogorac-Jurcevic T, Gangeswaran R, et al. : Expression of S100P and its novel binding partner S100PBPR in early pancreatic cancer. Am J Pathol 166 : 81-92, 2005.
16) Kanda M, Matthaei H, Wu J, et al. : Presence of somatic mutations in most early-stage pancreatic intraepithelial neoplasia. Gastroenterology 142 : 730-733. e9, 2012.
17) Watanabe H, Ha A, Hu YX, et al. : K-ras mutations in duodenal aspirate without secretin stimulation for screening of pancreatic and biliary tract carcinoma. Cancer 86 : 1441-1448, 1999.
18) Canto MI, Goggins M, Hruban RH, et al. : Screening for early pancreatic neoplasia in high-risk individuals : a prospective controlled study. Clin Gastroenterol Hepatol 4 : 665, 766-781, 2006.
19) Eshleman JR, Norris AL, Sadakari Y, et al. : KRAS and guanine nucleotide-binding protein mutations in pancreatic juice collected from the duodenum of patients at high risk for neoplasia undergoing endoscopic ultrasound. Clin Gastroenterol Hepatol 13 : 963-969. e4, 2015.
20) Kanda M, Sadakari Y, Borges M, et al. : Mutant TP53 in duodenal samples of pancreatic juice from patients with pancreatic cancer or high-grade dysplasia. Clin Gastroenterol Hepatol 11 : 719-730. e5, 2013.
21) Suenaga M, Yu J, Shindo K, et al. : Pancreatic juice mutation concentrations can help predict the grade of dysplasia in patients undergoing pancreatic surveillance. Clin Cancer Res 24 : 2963-2974, 2018.
22) Kanda M, Knight S, Topazian M, et al. : Mutant GNAS detected in duodenal collections of secretin-stimulated pancreatic juice indicates the presence or emergence of pancreatic cysts. Gut 62 : 1024-1033, 2013.
23) Yu J, Sadakari Y, Shindo K, et al. : Digital next-generation sequencing identifies low-abundance mutations in pancreatic juice samples collected from the duodenum of patients with pancreatic cancer and intraductal papillary mucinous neoplasms. Gut 66 : 1677-1687, 2017.
24) Matsubayashi H, Canto M, Sato N, et al. : DNA methylation alterations in the pancreatic juice of patients with suspected pancreatic disease. Cancer Res 66 : 1208-1217, 2006.
25) Sadakari Y, Ohtsuka T, Ohuchida K, et al. : MicroRNA expression analyses in preoperative pancreatic juice samples of pancreatic ductal adenocarcinoma. Jop 11 : 587-592, 2010.
26) Ohuchida K, Mizumoto K, Ogura Y, et al. : Quantitative assessment of telomerase activity and human telomerase reverse transcriptase messenger RNA levels in pancreatic juice samples for the diagnosis of pancreatic cancer. Clin Cancer Res 11 : 2285-2292, 2005.
27) Ohuchida K, Mizumoto K, Yamada D, et al. : Quantitative analysis of MUC1 and MUC5AC mRNA in pancreatic juice for preoperative diagnosis of pancreatic cancer. Int J Cancer 118 : 405-411, 2006.

* * *

特集 ここまで来た！ 膵癌の早期診断

膵癌に対する唾液メタボローム解析の有用性

朝井　靖二[1]・砂村　眞琴[2]・杉本　昌弘[3]・祖父尼　淳[1]・土屋　貴愛[1]・石井健太郎[1]
田中　麗奈[1]・殿塚　亮祐[1]・本定　三季[1]・向井俊太郎[1]・藤田　　充[1]・山本健治郎[1]
松波　幸寿[1]・黒澤　貴志[1]・小嶋　啓之[1]・糸井　隆夫[1]

要約：膵癌は早期発見が難しい癌である。外科的切除が可能なステージにおける膵癌の発見は，いまだ拾い上げに優れた検査が確立しておらず困難な状況が続いている。そのため低侵襲で確実に膵癌を検出するバイオマーカーの開発は膵癌早期発見への機会を増やすことにつながるため重要と思われる。メタボローム解析は，細胞の機能解析や各疾患の診断応用などを研究する新しいオミックスである。尿や唾液をサンプルとしたメタボローム解析で発見されたポリアミンはさまざまな癌に対する可能性のあるバイオマーカーとしてこれまで報告されている。われわれは独自に開発したキャピラリー電気泳動・時間飛行型質量分析装置（CE-TOFMS）を用いて唾液中のポリアミンを含むさまざまな代謝産物を分析した。スペルミン，N_1-アセチルスペルミジン，N_1-アセチルスペルミンなどのポリアミンは膵癌に特徴的なバイオマーカーであることを発見した。この発見は膵癌早期診断へのスクリーニング検査に応用できる可能性がある。

Key words：膵癌，唾液，メタボローム解析

―――――――――――――――――――
The Utility of Salivary Metabolome Analysis for Pancreatic Cancer
Yasutsugu Asai et al
1) 東京医科大学病院臨床医学系消化器内科学分野
　（〒160-0023 新宿区西新宿 6-7-1）
2) 東京医科大学八王子医療センター消化器外科・移植外科
3) 東京医科大学低侵襲医療開発総合センター健康増進・先進医療応用部門

はじめに

膵癌はもっとも予後不良な悪性腫瘍の一つとして存在し，その5年生存率はいまだ5％以下である[1]。膵癌を予後不良なものにする要因として早期の段階での症状の欠如があげられる[2]。PET-CT，MRI，CT，超音波内視鏡などの画像診断は膵癌診断能の向上に寄与してはいるが，いまだ膵癌の30％は診断された時点で局所浸潤を伴い，50％は多臓器転移を伴っている。わずか20％のみが外科的切除可能な段階で診断されている[3]。近年，FOLFIRINOX療法やゲムシタビン＋ナブパクリタキセル療法などの化学療法の進化により，その延命効果が示されているが，これらの治療法でも効果が得られなかったり，耐性を示したりとその治療効果は十分ではない。いまだ，外科的切除のみが唯一完治が期待される治療である。よって切除可能な段階での膵癌診断が重要となってくる。そのためには，医療機関の努力だけではなく，国民自らが健康を簡便にセルフチェックするシステムの構築が必要であると思われる。そこでわれわれは侵襲なく簡便に採取できる唾液に注目し，唾液による膵癌診断の可能性について検討している。

I．ポストゲノム

ポストゲノムの時代となり，解析されたゲノム情報をどのように医療へ応用していくかに焦点があてられている。DNA，mRNA，たんぱく質，代謝物質すべて

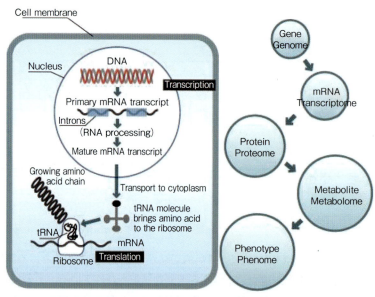

図1 DNA遺伝子解析（ゲノミクス），マイクロアレイ解析（トランスクリプトミクス）により得られた膨大なRNA発現情報とたんぱく質（プロテオミクス），代謝産物（メタボロミクス）を統合したオミックス解析。

を定量・定性し，情報を統合していくことがポストゲノム研究の大きな流れとなりつつある．DNAシークエンスにより膵癌においては KRAS, P53, P16 や SMAD4 遺伝子の異常が明らかとなり[4]，膵癌の細胞生物学的特徴が明らかとなってきた．同時に低酸素状態や低栄養状態において膵癌がいかに増殖を進めていくかなど明らかとしなければならない課題も残されている．KRAS 異常により増殖が加速し，P53 異常[5]により細胞死を逃れ，SMAD4 異常[6]により血管新生や浸潤能を亢進させる膵癌細胞が，どのように糖代謝やアミノ酸代謝，オルニチン回路などを活性化させ，その細胞学的特徴を獲得していくかは興味ある研究テーマとなっている．DNA遺伝子解析（ゲノミクス），マイクロアレイ解析（トランスクリプトミクス）により得られた膨大なRNA発現情報とその結果生成されたたんぱく質（プロテオミクス），代謝産物の情報（メタボロミクス）を統合したオミックス解析（図1）により，癌の特徴を明らかにしようとする試みが進められている．代謝産物やその中間体は細胞内制御機構における最終産物であり，その変動は遺伝子発現の変化あるいは環境変化に対する生化学系の最終応答とみなすことができる．遺伝子発現情報と全代謝物質情報をもとに抗癌剤治療や放射線治療に対しどのように癌細胞が反応するかがシミュレーションできる代謝マップ（シミュレーションバイオロジー）が作成できれば，癌症例ごとの生物学的特性や治療反応性を代謝産物の情報から評価できるシステムを臨床応用化することも可能となり，薬剤感受性に関してオミックス解析を進めている[7]．

II．メタボロミクスとは

メタボロームまたはメタボロミクスは，アミノ酸や糖などの代謝物（メタボライト）とよばれる低分子を網羅的に測定して定量する技術であり，環境や疾患をはじめとするさまざまな要因により変化する代謝物から，細胞の機能解析や各疾患の診断応用などを研究する新しいオミックスである．本分野で使用される主な測定機器としては，NMR（核磁気共鳴）やMS（質量分析装置）が用いられる．NMRは感度が低く，一度に測定できる物質も少数に限られているため，網羅的な測定を行うにはMSを用いる方法が一般的である．また，MSを単独で用いると同じ m/z の物質を個別に定量することができないため，ガスクロマトグラフィー（GC），液体クロマトグラフィー（LC），キャピラリー電気誘導（CE）などの分離装置と結合して使用される．それぞれに得意とする分析対象が違っており，単一手法ですべての代謝物測定を網羅することはできず，対象に応じた適切な選択が要求される．慶應義塾大学先端生命科学研究所（先端研）では，キャピラリー電気泳動質量分析装置（CE）を飛行時間型質量分析装置（TOF-MS）と結合させ，CE-TOFMSを用いた分析方法を確立してきた（図2a, b）．本方法で水溶性物質を二度の測定で網羅的に検出・定量すること

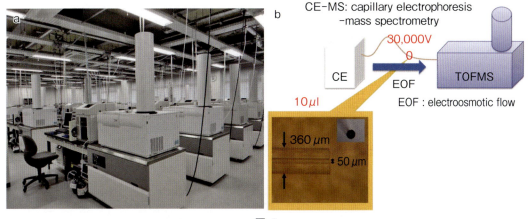

図2
キャピラリー電気泳動質量分析装置は，キャピラリーという細いチューブに測定したい試料を10 μL入れ，両端に3万ボルトの電圧をかけ，イオンを分離する。イオンが流れる時間の違いを分析して精密な質量を測定する。

ができ，従来の方法より多くの種類の分子をより正確に定量できる特徴がある。CE-TOFMSは，解糖系，ペントースリン酸経路，TCA回路に代表される中心炭素代謝や拡散合成，アミノ酸の生合成・分解に関与する代謝物群など，エネルギー代謝に関連する主要な代謝物の大部分であるイオン性物質の測定を得意とする。このため，これらの代謝異常が多くみられる癌の研究や代謝レベルでのバイオマーカー探索にもっとも適した方法である。先端研ではCE-TOFMSを用いて，さまざまな疾患マーカーの探索，癌代謝異常の解明，食品の品質検査や植物や微生物の生化学的な研究などを実施してきた。メタボロームは新しい研究分野であるにもかかわらず，海外における研究で用いられている化学分析法やインフォーマティクスは従来のものを流用しており，メタボローム研究に最適化したものではない。それに対し，我が国ではメタボローム研究に特化した化学分析法の開発から代謝シミュレーションの研究に至るまで，独創的かつ先進的な研究が行われている。

Ⅲ．唾液検査の有用性

近年，検査用サンプルとして血液や尿だけでなく，唾液も体内の情報を反映している体液として，口腔内のみならずさまざまな全身性疾患の診断に応用できないか注目されている。他の体液に比べて，低侵襲，低コストで，安全な収集ができるなどが大きな利点である。唾液腺には大唾液腺（耳下腺・顎下腺・舌下腺）と多数の小唾液腺がある。大唾液腺は口腔内に開口する管をもち，管を通じて唾液を口腔内に流出させており，小唾液腺は口腔内の粘膜に広く分布し，唾液の出口が粘膜に開口している。唾液は正常では1日に1〜1.5 L程度分泌され，pHは6.3〜6.8，成分の99.5％が水分である。電解質，粘液や多くの種類の酵素を含んでおり，アミラーゼによる消化作用がよく知られているが，口腔粘膜の保護作用や殺菌・抗菌作用も重要な役割である。ステロイドホルモンやdehydroepiandrosterone (DHEA)をはじめとしたホルモンも含まれている。マウスの顎下腺抽出物から新しいたんぱく質(mEGF)が1962年に米国の生化学者スタンレー・コーエン (Stanley Cohen) 博士によって単独分離され，この物質が新生マウスの目の形成や歯の出現を促進するキーを握っていることが突き止められた。博士はhEGFの配列識別とその機能のパイオニアとして，1986年にノーベル賞を受賞している。すでに，口腔癌[8〜10]，扁平上皮舌癌[11]や化学療法の応答測定・薬物乱用の検査[12]などの応用例が報告されている。また口腔外の癌としては，乳癌患者の唾液中のたんぱくレベルに特異的な違いがあることも報告されている[13,14]。唾液検査の開発は，とくに米国UCLA大学のDavid Wong博士らが大規模に開始しており，唾液中のmRNAやたんぱく質から口腔癌に特異的な分子のパターンなどを検索している。Sugimotoら[15]はWong博士から215症例（健常者，口腔癌，乳癌，膵癌，歯周病）の唾液の提供を受け，メタボローム解析を実施し，それぞれの疾患に特異的に変動する57分子を特定し，とくに3種類の癌で濃度が高い物質が多いことを発見した。このなかで膵癌と健常者はROC（受動者動作特性）曲線下の面積が0.969という高い精度で見分けることができている。しかし，症例数が少なく臨床情報も確認できていないため，改めて臨床研究を行いマーカーの探索を行う必要がある。また，唾液に含まれる

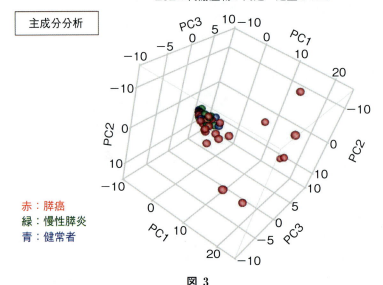

図 3
代謝物分析では 292 の代謝産物を同定・定量することができた。主成分分析を行ったところ，膵癌患者ではいくつか散在しているプロットが見受けられ，膵癌患者の代謝産物は健常者・慢性膵炎患者と比較して大きな違いがあることが示された。

mRNA の組み合わせで，慢性膵炎と膵癌の違いも見分けられるという報告もあり[16]，唾液中からの特異的マーカーの探索は重要な課題である。また，胃癌患者を唾液中の遊離アミノ酸のパターンで見分ける研究では，採取時間や食事の条件を揃えることが重要であることが記されている[17]。メタボロームで測定する代謝プロファイルは，トランスクリプトームやプロテオームに比べて測定のための処理が簡便であり，定量性・再現性も高いため，臨床応用を考慮した場合の利点は大きい。

Ⅳ．唾液を用いた膵癌の診断

われわれは唾液中の代謝物をメタボロミクスによって網羅的に解析し膵癌スクリーニング検査への応用を検討した。健常者（26 例），慢性膵炎（14 例），膵癌（39 例）の唾液中代謝物を CE-TOFMS を用いて網羅的に解析した。解析結果をもとに主成分分析を行い，また ROC 曲線を作成し曲線下面積を用いることで癌識別能力の精度を確認した。同時に各血清腫瘍マーカー（CEA，CA19-9，DUPAN-2，SPAN-1）も測定した。CE-TOFMS により唾液中の 292 代謝物を同定・定量できた。それらの代謝産物に対して主成分分析を行ったところ健常者・慢性膵炎患者と膵癌患者とに大きな違いが認められた（図 3）。膵癌患者の唾液中には健常者に比較し，スペルミン，N_1-アセチルスペルミジン，N_1-アセチルスペルミンなどポリアミンの濃度が有意に上昇していた（図 4）。解析結果で得られた複数の代謝物を組み合わせたロジスティック回帰分析では，ROC 曲線の曲線下面積（AUC）が 0.887 の精度で膵癌症例を識別することができた。また，各腫瘍マーカーとロジスティック回帰分析モデルでの癌識別能力を比較したところ，膵癌 stage Ⅲ においては，各腫瘍マーカーよりも優れた結果を示した。唾液をサンプルとしたメタボロミクス解析により膵癌に特徴的な代謝産物を同定した。唾液は簡便かつ低侵襲に採取できるため，スクリーニング検査として普及させることも可能であり，膵癌早期発見への糸口になることが今後期待される。

Ⅴ．膵癌の唾液スクリーニング検査の実用化

癌の唾液スクリーニング検査は慶應義塾大学発のアカデミックベンチャー株式会社サリバテック（https://www.salivatech.co.jp/）によりすでに実用化されている。唾液検査サリバチェッカー® は表 1 に示した 8 物質の濃度を測定し，測定結果は標準物質で補正され計算された値で無単位となっている。これら 8 物質でレーダーチャートを作成してパターンから健常者と比較する（図 5）。同時に人工頭脳 AI を用いて各

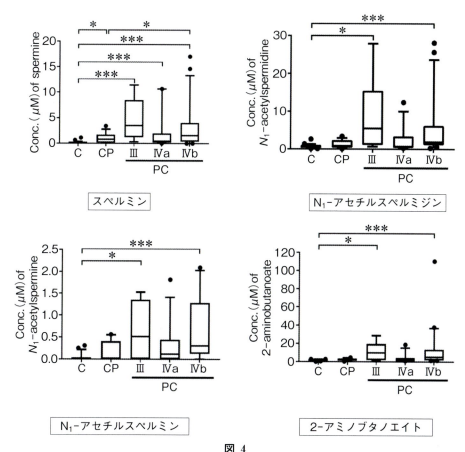

図4

スペルミン，N_1-アセチルスペルミジン，N_1-アセチルスペルミンなどのポリアミンと2-アミノブタノエイトの四つの代謝産物が膵癌患者で有意差をもって濃度上昇があった。

表1 測定される各代謝物と健常者の平均値

成分	健常者平均
a：N_1-アセチルスペルミジン	0.041 ± 0.001
b：N_8-アセチルスペルミジン	0.016 ± 0.001
c：スペルミン	0.511 ± 0.015
d：N_8-ジアセチルスペルミジン	0.024 ± 0.001
e：N_1-アセチルスペルミン	0.024 ± 0.001
f：N_1, N_{12}-ジアセチルスペルミン	0.017 ± 0.000
g：スペルミジン	1.173 ± 0.041
h：N-アセチルプトレシン	0.887 ± 0.029

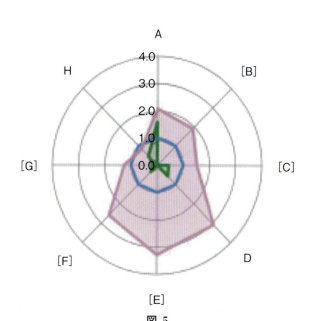

図5

各代謝物質の濃度をレーダーチャートで示す。青い健常者の値を1とし，赤い線が膵癌患者，緑色の線が受診者の値を示している。[ ]内のアルファベットはAIによるリスク計算に用いた物質を表している。

種癌の特異性を検証して癌の罹患リスクを0から1の値で表示している。図6は東京医科大学健診センター受診者804名と膵癌症例155名のリスク値を示している。ピンク色は膵癌症例で青色は健診センター受診者のボランティアである。リスク値が高い症例から低い症例を右側から並べていくと，ほとんどの膵癌症例はリスク値が1に近い方向に配置されている。唾液検査で算出されたリスク値とヒストグラムの形状，リスク値グラフにおける受診者の位置を総合的に判定し，精密検査の必要性をアドバイスする形になっている。

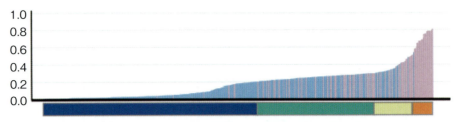

図 6
グラフの横軸は膵癌患者（ピンク）と健常者（青）の分布を表し，縦軸はリスク値で 0.0～1.0 の値で示している．右側でリスク値が高くなるほど膵癌である可能性が高いことを示している．受検者のリスク値がグラフのなかに示される．

おわりに

膵癌は自覚症状に乏しく早期発見が困難な癌である．早期発見の機会を多くするためには低侵襲かつ安価であり，簡便なスクリーニング検査の確立が必要である．われわれは唾液というサンプルを用いてメタボローム解析を行い，その有用性を示してきた．より身近なセルフチェック・スクリーニング検査として普及していくためにはさらなる技術の進歩が必要であり，それにむけて技術開発を進めている．

参考文献

1) Jemal A, Siegel R, Ward E, et al.: Cancer statistics, 2008. CA Cancer J Clin **58**: 71-96, 2008.
2) Rosty C, Goggins M: Early detection of pancreatic carcinoma. Hematol Oncol Clin North Am **16**: 37-52, 2002.
3) Canto MI, Hruban RH, Fishman EK, et al.: Frequent detection of pancreatic lesions in asymptomatic high-risk individuals. Gastroenterology **142**: 796-804, 2012.
4) Furukawa T, Sunamura M, Horii A: Molecular mechanisms of pancreatic carcinogenesis. Cancer Sci **97**: 1-7, 2006.
5) Sunamura M, Duda D, Ghattas MH, et al.: Heme Oxygenase-1 accelerates tumor angiogenesis of human pancreatic cancer. Angiogenesis **6**: 15-24, 2003.
6) Duda DG, Sunamura M, Lefter LP, et al.: Restoration of SMAD4 by gene therapy reverses the invasive phenotype in pancreatic adenocarcinoma cells. Oncogene **22**: 6857-6864, 2003.
7) Saiki Y, Yoshino Y, Fujimura H, et al.: DCK is frequently inactivated in acquired gemcitabine-resistant human cancer cells. Biochem Biophys Res Commun **421**: 98-104, 2012.
8) Zimmermann BG, Wong DT: Salivary mRNA targets for cancer diagnostics. Oral Oncol **44**: 425-429, 2008.
9) Hu S, Arellano M, Boontheung P, et al.: Salivary proteomics for oral cancer biomarker discovery. Clin Cancer Res **14**: 6246-6252, 2008.
10) Li Y, St John MA, Zhou X, et al.: Salivary transcriptome diagnostics for oral cancer detection. Clin Cancer Res **10**: 8442-8450, 2004.
11) Ye H, Yu T, Temam S, et al.: Transcriptomic dissection of tongue squamous cell carcinoma. BMC Genomics **9**: 69, 2008.
12) Kaufman E, Lamster IB: The diagnostic applications of saliva-a review. Crit Rev Oral Biol Med **13**: 197-212, 2002.
13) Streckfus CF, Mayorga-Wark O, Arreola D, et al.: Breast cancer related proteins are present in saliva and are modulated secondary to ductal carcinoma in situ of the breast. Cancer Invest **26**: 159-167, 2008.
14) Emekli-Alturfan E, Demir G, Kasikci E, et al.: Altered biochemical parameters in the saliva of patients with breast cancer. Tohoku J Exp Med **214**: 89-96, 2008.
15) Sugimoto M, Wong DT, Hirayama A, et al.: Capillary electrophoresis mass spectrometry-based saliva metabolomics identified oral, breast and pancreatic cancer-specific profiles. Metabolomics **6**: 78-95, 2010.
16) Zhang L, Farrell JJ, Zhou H, et al.: Salivary transcriptomic biomarkers for detection of resectable pancreatic cancer. Gastroenterology **138**: 949-957, 2010.
17) 伊藤嘉幸：胃癌患者の唾液遊離アミノ酸に関する研究．信州医誌 **16**：338-358, 1967.

* * *

膵癌治療 up-to-date 2015

膵癌の克服を目指す人達のために最新の治療法を網羅したこの1冊！

監修 跡見 裕
編集 海野 倫明　土田 明彦

主要項目

- I. 膵癌治療の現状と将来展望
- II. 膵癌の診断法
- III. 膵癌補助療法の効果判定
- IV. Borderline resectable 膵癌の診断と手術
- V. 術前補助療法の適応と効果
- VI. Initially unresectable 膵癌の治療
- VII. 放射線療法
- VIII. 興味ある症例

定価（本体7,000＋税）
ISBN978-4-86517-087-0

詳しくは▶URL：http://www.igakutosho.co.jp　または、医学図書出版 で 検索

医学図書出版株式会社

〒113-0033　東京都文京区本郷2-29-8（大田ビル）
TEL：03-3811-8210　FAX：03-3811-8236
E-mail：info@igakutosho.co.jp
郵便振替口座　00130-6-132204

2014.12

編集後記

今回の特集は，診断が難しい膵癌をどのように早期に見つけるかについて，その現状と将来展望をエキスパートの先生方に解説して頂いた。

まず，膵癌の疫学的観点からT1膵癌の登録状況について日本膵臓学会膵癌登録委員会からの報告があった。T1膵癌の生存期間は良好であり，早期診断の重要性が改めて示された。膵癌早期診断における家族性膵癌登録の役割が注目されている。わが国では全国の登録施設においてオンライン登録システムを利用して症例集積が進められている。ゲノム解析も企画されており，高リスク群における前向き研究の成果が期待される。

膵癌の早期診断として，まず腫瘍マーカー測定があげられる。しかし，既存の腫瘍マーカーでは膵癌の早期診断には不十分であり，新規バイオマーカーの国内外での研究の進捗が待たれる。膵癌早期診断における体外US，CTやMRIはきわめて有用であり，TS1aでも高い精度で検出可能になってきた。さらに，限局的な膵実質の萎縮・限局的な主膵管の狭窄・上流側主膵管の拡張などにより，上皮内癌も診断できる時代である。侵襲的な検査であるが，空間分解能に優れるEUSは強力な検査法であり，さらにEUS-FNAは高い診断能と安全性から必須の手法となっている。その際の細胞診の病理診断技術の進歩についても注視したい。

早期膵臓癌を見つけるためのリキッドバイオプシーが膵臓癌の新規診断法として期待されている。今回の特集では，血液はもちろんのこと，十二指腸液や唾液による診断にも言及し，血中を循環するエクソソームに含まれるmiRNAやその膜タンパク質を標的とした膵臓癌の診断法について，その特徴やメリット，とくに早期診断への可能性をまとめて頂いた。

膵癌は最も難治であるが，早期診断により，その生命予後は確実に向上することが期待できる。オールジャパン体制で膵癌撲滅に向けて歩むことが必要である。

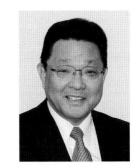

山上　裕機

●広告掲載主一覧（五十音順）

ゼオンメディカル㈱…………目次下　　大鵬薬品工業㈱………………… 表2　　中外製薬㈱…………………………中付
㈱ツムラ……………………………中付

編集委員長	田中　雅夫	
編集委員	乾　和郎・福嶋　敬宜・村上　康二・伊佐山浩通・糸井　隆夫・古瀬　純司・山口　武人	
	高折　恭一・伊藤　鉄英・遠藤　格・神澤　輝実・杉山　政則・海野　倫明・山上　裕機	
	清水　京子・大塚　将之	
編集顧問	中村　耕三・細田　四郎・竹内　正・斎藤　洋一・鈴木　範美・中澤　三郎・藤田　力也	
	川原田嘉文・高崎　健・税所　宏光・大井　至・野田　愛司・渡辺伸一郎・有山　襄	
	跡見　裕・武田　和憲・安田　秀喜・高田　忠敬・竜　崇正・安藤　久實・白鳥　敬子	
	渡邊　五朗・天野　穂高・宮崎　勝	

胆と膵　　　© 2018

平成30年9月　Vol. 39／No. 9
（毎月1回15日発行）
定価（本体2,900円＋税）
臨時増刊特大号　定価（本体5,000円＋税）
年間購読料（本体39,800円＋税）
（年間13冊分）
ISBN 978-4-86517-287-4 C3047

発　行　日　平成30年9月15日
編集責任者　田中雅夫
発　行　者　鈴木文治
発　行　所　〒113-0033 東京都文京区本郷2-29-8　大田ビル
医学図書出版株式会社
電話（03）3811-8210（代）　FAX（03）3811-8236
E-mail：tantosui@igakutosho.co.jp
振替口座　00130-6-132204

・広告掲載のお申込みについては，出入りの代理店にお申付け下さい。
・Published by IGAKU TOSHO SHUPPAN Co. Ltd. 2-29-8 Ohta Bldg. Hongo Bunkyo-ku, Tokyo © 2018, Printed in Japan.
・本誌に掲載された著作物の複写・転載およびデータベースへの取り込みおよび送信に関する許諾権は医学図書出版株式会社が保有しています。
・JCOPY〈（社）出版者著作権管理機構　委託出版物〉
・本誌の無断複写は著作権法上での例外を除き禁じられています。複写される場合は，その都度事前に（社）出版者著作権管理機構（電話03-3513-6969, e-mail：info@jcopy.or.jp）の許諾を得てください。

胆と膵 次号予告 Vol.39 No.10
（2018年10月15日発売予定）

特集　胆道癌の薬物療法：Up-to-Date
（企画：古瀬　純司）

胆道癌の薬物療法：Overview	奥坂　拓志
ゲムシタビン＋シスプラチン併用療法―エビデンスと実施上の注意	清水　怜
ゲムシタビン＋S-1併用療法のエビデンス―実臨床にどう使うか？	須藤研太郎
切除不能胆道癌に対する1次治療の開発―進捗中の臨床試験	高原　楠昊
切除不能胆道癌に対する2次治療―現状と今後の期待	岡野　尚弘
胆道癌の術後補助療法―最近の動向	仲地　耕平
切除可能胆道癌に対する術前補助療法の意義	中川　圭
切除不能胆道癌に対するconversion surgeryの意義と今後の課題	加藤　厚
胆道癌に対するプレシジョン・メディスンの現状と今後の展望	森実　千種
胆道癌におけるFGFR融合遺伝子と薬物療法	尾阪　将人
胆道癌におけるIDH遺伝子変異と薬物療法	池田　公史
胆道癌に免疫チェックポイント阻害薬は有効か？―現状とこれから	上野　誠

◆ 今後の特集予定 ◆

Vol.39 No.11　DP（尾側膵切除術）を極める！（企画：高折　恭一）

Vol.39 No.12　選択的胆管挿管100％を目指して―We're gonna do it!―
　　　　　　　（企画：糸井　隆夫）

胆と膵 バックナンバーのご案内

バックナンバーを御希望の際は，最寄りの医書店もしくは弊社営業部へご注文下さい。

●お申し込み
医学図書出版株式会社
〒113-0033
東京都文京区本郷2-29-8　大田ビル
TEL：03-3811-8210
E-mail：info@igakutosho.co.jp（営業部）
URL：http://www.igakutosho.co.jp/

※掲載以前のものをお探しの場合は直接お問い合わせ下さい。

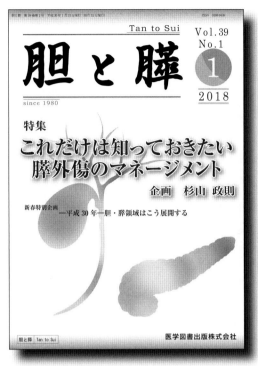

Vol.38 No.8　2018年8月号

特集：胆管内乳頭状腫瘍（IPNB）の病態と診療の現状
　　　　　　　　　　　　　　　　　　　企画：乾　和郎

- 序文：IPNBの疾患概念
　―現状におけるコンセンサスとコントラバーシ―
　　　　　　　　　　　　　　　　　　　窪田　敬一
- IPNBの歴史と将来への展望
　　　　　　　　　　　　　　　　　　　中沼　安二
- IPNBの新たな組織分類の提唱―日韓共同研究も含めて―
　　　　　　　　　　　　　　　　　　　窪田　敬一ほか
- 胆管内乳頭状腫瘍の病理診断
　　　　　　　　　　　　　　　　　　　全　　陽
- IPNBは独立した疾患か？
　　　　　　　　　　　　　　　　　　　尾上　俊介ほか
- 発生部位からみたIPNBの臨床病理学的検討
　　　　　　　　　　　　　　　　　　　松本　尊嗣ほか
- 胆管内乳頭状腫瘍（IPNB）：粘液産生の有無で区別する臨床的意義
　　　　　　　　　　　　　　　　　　　水間　正道ほか
- 胆管内乳頭状腫瘍（IPNB）と膵管内乳頭粘液性腫瘍（IPMN）の比較
　　　　　　　　　　　　　　　　　　　加藤　宏之ほか
- IPNBの画像による鑑別診断
　　　　　　　　　　　　　　　　　　　小森　隆弘ほか
- IPNBの経口胆道鏡による診断
　　　　　　　　　　　　　　　　　　　山本健治郎ほか
- 胆管内乳頭状腫瘍（IPNB）の至適術式
　　　　　　　　　　　　　　　　　　　植村修一郎ほか
- IPNBの外科的治療成績
　　　　　　　　　　　　　　　　　　　中台　英里ほか
- 当院におけるIPNBと乳頭状胆管癌の治療成績の比較
　　　　　　　　　　　　　　　　　　　山本　玄ほか
- ●座談会
　膵外分泌機能不全と膵酵素補充療法
　　第1回　対談　膵外分泌機能不全の診断法
　　　　　　　　　　　　　　　　　司　会　清水　京子
　　　　　　　　　　　　　　　　　討論者　中村　光男

Vol.39 No.7　2018年7月号

特集：R0切除をめざした胆管癌の術前・術中・術後における診断・治療の工夫
　　　　　　　　　　　　　　　　　　　企画：宮崎　勝

- 術前胆道ドレナージと直接胆管像からみた胆管癌の術式選択
　　　　　　　　　　　　　　　　　　　伊藤　哲ほか
- 肝門部領域胆管癌に対するR0切除における
　胆道ドレナージ前MDCTの有用性
　　　　　　　　　　　　　　　　　　　細川　勇ほか
- 胆管癌術前診断におけるSpyGlass DSの有用性
　　　　　　　　　　　　　　　　　　　小川　貴央ほか
- 経口電子胆道鏡を用いた胆管癌表層進展範囲診断
　　　　　　　　　　　　　　　　　　　石井　康隆ほか
- プローブ型共焦点レーザー内視鏡による胆管狭窄の診断
　　　　　　　　　　　　　　　　　　　橋本　千樹ほか
- 光線力学的診断による胆道癌の術前診断への応用
　　　　　　　　　　　　　　　　　　　野路　武寛ほか
- 蛍光イメージングを用いた術中診断の試み
　　　　　　　　　　　　　　　　　　　石沢　武彰ほか
- 超音波造影剤を用いた術中胆道造影（IOC-CEUS）の有用性
　　　　　　　　　　　　　　　　　　　宇山　直樹ほか
- 術中迅速組織診断による胆管癌R0切除の意義と限界
　　　　　　　　　　　　　　　　　　　小林　良平ほか
- 胆管癌術中肝側胆管陽性時の追加切除の適応と手術手技
　　　　　　　　　　　　　　　　　　　清水　宏明ほか
- 胆管癌術中十二指腸側陽性時の追加切除の工夫
　　　　　　　　　　　　　　　　　　　松山　隆生ほか
- 胆道癌に対する術後補助療法の意義と適応
　　　　　　　　　　　　　　　　　　　高舘　達之ほか
- 胆道癌R1外科切除に対する術後補助化学療法の効果
　　　　　　　　　　　　　　　　　　　村上　義昭ほか
- 胆道癌R1外科切除，胆管断端陽性例に対する
　術後陽子線治療の役割
　　　　　　　　　　　　　　　　　　　奥村　敏之ほか
- 胆道癌R1外科切除，胆管断端陽性例に対する
　術後Photodynamic therapyの試み
　　　　　　　　　　　　　　　　　　　濱田　剛臣ほか
- 胆道癌に対する粒子線治療（陽子線，重粒子線）
　　　　　　　　　　　　　　　　　　　寺嶋　千貴ほか

Vol.39 No.6　2018年6月号

特集：胆膵疾患と性差医学

企画：神澤　輝実

Personalized 医療としての性差医学・医療
　　　　白鳥　敬子
原発性胆汁性胆管炎（PBC）の性差の観点からみた特徴
　　　　谷合麻紀子ほか
性差による臨床像の差違
　―膵・胆管合流異常と先天性胆道拡張症―
　　　　神澤　輝実ほか
性差による臨床像の差違―胆管内乳頭状腫瘍―
　　　　窪田　敬一ほか
性差による臨床像の差違―胆石症―
　　　　正田　純一
性差による臨床像の差違―胆嚢癌―
　　　　堅田　朋大ほか
性差による慢性膵炎の臨床的特徴の差異
　　　　阪上　順一ほか
性差による臨床像の差違―自己免疫性膵炎―
　　　　田原　純子ほか
性差による臨床像の差違―膵粘液性囊胞腫瘍（MCN）―
　　　　鈴木　裕ほか
性差による臨床像の差違―膵漿液性囊胞腫瘍（SCN）―
　　　　渡邊　利広ほか
性差による臨床像の差違
　―Solid Pseudopapillary Neoplasm（SPN）―
　　　　花田　敬士ほか
妊娠と胆膵疾患
　　　　大屋　敏秀ほか
アルコールと女性
　　　　菊田　和宏ほか
化学療法の有効性と副作用と性差
　　　　古瀬　純司ほか
女性における放射線診断ならびに放射線治療による被曝の留意点
　　　　唐澤　克之
●症例
巨大胆嚢の1例
　　　　鈴木　範明ほか
●症例
腎細胞癌胆嚢転移の1例―本邦報告36例の集計―
　　　　中沢　和之ほか

Vol.39 No.4　2018年4月号

特集：Precision medicine をめざした胆道・膵悪性腫瘍ゲノム医療の最前線

企画：山口　武人

膵・胆道悪性腫瘍の分子診断から治療への動向
　　　　永瀬　浩喜
胆道癌のゲノム・遺伝子異常
　　　　柴田　龍弘
次世代シークエンサーを用いたがん関連遺伝子解析の課題
　　　　横井　左奈
膵癌・胆嚢癌におけるリキッドバイオプシーを用いた
　がん遺伝子解析
　　　　西尾　和人ほか
血中マイクロRNA測定による膵癌・胆道癌の早期診断
　　　　松﨑潤太郎ほか
EUS-FNA検体を用いた膵癌ゲノム解析の現状と課題
　　　　須藤研太郎
ヒト膵癌オルガノイド培養を用いた薬剤感受性評価の展望
　　　　上野　康晴ほか
がん遺伝子パネル検査におけるクリニカルシーケンス
　カンファレンスの役割―膵癌における免疫チェックポイント
　阻害剤の可能性―
　　　　金井　雅史ほか
膵癌・胆道癌に対するクリニカルシーケンス
　―SCRUM-Japanの取り組み―
　　　　大場　彬博ほか
網羅的がん遺伝子検査を用いた胆道・膵癌個別化医療の実践
　　　　林　秀幸
膵癌・胆道癌のリスク因子：環境要因と遺伝要因
　　　　岩崎　基
●症例
診断に難渋しEUS-FNAを施行した膵リンパ上皮囊胞の1例
　　　　増田　智成ほか
●症例
術前DIC-CTおよび術中胆道造影により副交通胆管枝を確認し
　安全に腹腔鏡下胆嚢摘出術を施行した胆嚢結石症の1例
　　　　荒井　啓輔ほか
●症例
主膵管全体に進展する intraductal papillary mucinous
　neoplasm に対し膵全摘術を施行した1例
　　　　鈴木　優美ほか
●症例
膵管不完全癒合の腹側膵管尾側端に発生した
　intraductal papillary-mucinous carcinoma（IPMC）の1例
　　　　佐藤　辰宣ほか

Vol.39 No.5　2018年5月号

特集：胆道・膵疾患術後の晩期障害

企画：遠藤　格

胆道再建部狭窄・胆管炎・肝内結石
　―経口（内視鏡的）アプローチ―
　　　　岩崎　暁人ほか
胆道再建部狭窄・胆管炎・肝内結石―経皮アプローチ―
　　　　三好　広尚ほか
胆道再建部狭窄・肝内結石―外科的アプローチ―
　　　　樋口　亮太ほか
遺残胆嚢・胆嚢管結石および胆嚢管断端神経腫
　　　　山本　淳ほか
門脈閉塞による静脈瘤―外科的アプローチ―（Rex shunt）
　　　　岡島　英明ほか
門脈狭窄による静脈瘤の成人例―経皮的アプローチ―
　　　　伊神　剛ほか
小児肝移植後の晩期門脈関連合併症に対する
　経皮的カテーテル治療について
　　　　平田　義弘ほか
膵癌に対する脾静脈合併切除を伴う膵頭十二指腸切除後の
　左側門脈圧亢進症
　　　　小野　嘉大ほか
膵頭十二指腸切除（PD）後の脂肪肝
　　　　坂口　充弘ほか
膵性糖尿病と膵性下痢
　　　　高野　重紹ほか
脾摘後重症感染症について―予防と対策―
　　　　橋本　直樹
膵・胆管合流異常，先天性胆道拡張症分流手術後の胆道癌
　　　　大塚　英郎ほか
膵消化管吻合部狭窄に対する内視鏡治療
　　　　松波　幸寿ほか
膵全摘術後栄養障害と QOL
　　　　松本　逸平ほか
先天性胆道拡張症術後のAYA世代の管理
　　　　松浦　俊治ほか
葛西手術後の長期管理
　　　　田中　拡ほか
慢性膵炎に対するFrey手術後の再燃・発癌
　　　　江川　新一ほか

Vol.39 No.3　2018年3月号

特集：胆嚢癌―術前診断に応じた治療を再考する―

企画：海野　倫明

はじめに―術前診断に応じた胆嚢癌治療―
　　　　海野　倫明ほか
胆嚢癌の疫学
　　　　松山　隆生ほか
胆嚢癌のリスクファクター
　　　　神澤　輝実ほか
胆嚢癌の病理形態学的特徴と画像診断
　　　　清野　浩子ほか
胆嚢癌の鑑別診断と深達度診断―超音波検査―
　　　　岡庭　信司ほか
胆嚢癌の鑑別診断と進展度診断―超音波内視鏡―
　　　　菅野　敦ほか
胆嚢癌の鑑別診断と進展度診断―CT―
　　　　松原　崇史ほか
MRIによる胆嚢癌の鑑別診断と進展度診断
　　　　浦川　博史ほか
胆嚢癌の鑑別診断と深達度診断―PET 診断―
　　　　岩渕　雄ほか
胆嚢癌の術前診断に応じた治療方針―T1 胆嚢癌―
　　　　石原　慎ほか
胆嚢癌の術前診断に応じた治療方針―T2 胆嚢癌―
　　　　坂田　純ほか
胆嚢癌の術前診断に応じた治療方針―T3 胆嚢癌―
　　　　千田　嘉毅ほか
胆嚢癌の術前診断に応じた治療方針―T4 胆嚢癌―
　　　　土川　貴裕ほか
治療開始前にリンパ節転移陽性と診断した
　胆嚢癌に対する治療戦略
　　　　小林　省吾ほか
切除後に判明した偶発胆嚢癌
　　　　味木　徹夫ほか
胆嚢癌の術前診断に応じた治療方針
　―コンバージョン切除―
　　　　久保木　知ほか
切除不能胆嚢癌に対する全身化学療法
　　　　小林　智ほか

Vol.39 No.2　2018年2月号

●連載
ちょっと気になる胆・膵画像—ティーチングファイルから—
第38回　膵神経内分泌腫瘍の診断
　　—ソマトスタチン受容体シンチグラフィー,
　　他モダリティーを用いた画像診断—
　　　　　　　　　　　　　　　　　小山奈緒美ほか

特集：オートファジー～胆膵疾患とのかかわりについて～
　　　　　　　　　　　　　　　　企画：清水　京子

オートファジーと疾患とのかかわり
　　　　　　　　　　　　　　　　　高橋　俊作ほか
オートファジーの制御機構と活性測定法
　　　　　　　　　　　　　　　　　千野　遥ほか
選択的オートファジーとKeap1-Nrf2系の関連
　　　　　　　　　　　　　　　　　濱田　晋ほか
発がん機構におけるオートファジーのかかわり
　　　　　　　　　　　　　　　　　清水　重臣
急性膵炎におけるオートファジーとエンドサイトーシス
　　　　　　　　　　　　　　　　　眞嶋　浩聡ほか
膵炎とオートファジー-リソソーム系
　　　　　　　　　　　　　　　　　大村谷昌樹ほか
膵癌進展と膵星細胞のオートファジー
　　　　　　　　　　　　　　　　　仲田　興平ほか
膵癌治療におけるオートファジー制御の意義
　　　　　　　　　　　　　　　　　橋本　大輔ほか
胆道疾患におけるオートファジーの関与
　　　　　　　　　　　　　　　　　佐々木素子
オートファジーと糖尿病
　　　　　　　　　　　　　　　　　福中　彩子ほか

●研究
電気伝導方式ESWL機材を併用した内視鏡的膵石治療
　　　　　　　　　　　　　　　　　佐貫　毅ほか

Vol.39 No.1　2018年1月号

●新春特別企画
—平成30年—　胆・膵領域はこう展開する
　　　　　　　　　　　　　胆と膵編集委員会編

●連載
ちょっと気になる胆・膵画像—ティーチングファイルから—
第37回　膵管狭窄を合併したセロトニン陽性膵神経内分泌腫瘍
　　の1例
　　　　　　　　　　　　　　　　　松浦　智徳ほか

特集：これだけは知っておきたい膵外傷のマネージメント
　　　　　　　　　　　　　　　　企画：杉山　政則

膵外傷の機序と病態
　　　　　　　　　　　　　　　　　加地　正人ほか
膵外傷の診療体系
　　　　　　　　　　　　　　　　　船曳　知弘
膵損傷のCT診断
　　　　　　　　　　　　　　　　　池田　慎平ほか
膵外傷のMRI/MRCP診断
　　　　　　　　　　　　　　　　　小澤　瑞生ほか
膵外傷のERCP診断
　　　　　　　　　　　　　　　　　栗栖　茂
膵外傷のEUS診断
　　　　　　　　　　　　　　　　　杉山　政則ほか
膵外傷の治療体系
　　　　　　　　　　　　　　　　　若狭　悠介ほか
膵外傷に対する膵縫合，ドレナージ術
　　　　　　　　　　　　　　　　　安藤　恭久ほか
膵外傷に対する膵分節切除再建手術
　　—Letton-Wilson法, Bracey法
　　　　　　　　　　　　　　　　　村上　壮一ほか
膵外傷に対する膵切除術
　　　　　　　　　　　　　　　　　小林慎二郎ほか
膵外傷に対する内視鏡治療
　　　　　　　　　　　　　　　　　松波　幸寿ほか
膵損傷に対するIVR
　　　　　　　　　　　　　　　　　三浦　剛史ほか
ダメージコントロールサージェリー
　　　　　　　　　　　　　　　　　久志本成樹ほか

●話題
胆膵疾患の内視鏡治療—歴史編—
　　　　　　　　　　　　　　　　　藤田　力也
胆膵疾患の内視鏡治療—現状と将来—
　　　　　　　　　　　　　　　　　河本　博文

Vol.38 No.12　2017年12月号

特集：膵神経内分泌腫瘍診療の最前線
　　　　　　　　　　　　　　　　企画：伊藤　鉄英

膵神経内分泌腫瘍の新たな病理組織分類　WHO 2017
　　　　　　　　　　　　　　　　　笹野　公伸ほか
膵神経内分泌腫瘍（PanNEN）における予後・治療効果予測
　　—TNM分類を含めて—
　　　　　　　　　　　　　　　　　長村　義之
コラム①：膵神経内分泌腫瘍の全ゲノム解析
　　　　　　　　　　　　　　　　　河邉　顕
新規がん抑制遺伝子PHLDA3は膵神経内分泌腫瘍攻略における
もっとも重要な分子の一つである
　　　　　　　　　　　　　　　　　友杉　充宏ほか
膵神経内分泌腫瘍と遺伝性疾患
　　　　　　　　　　　　　　　　　櫻井　晃洋
機能性膵神経内分泌腫瘍の存在診断・局在診断
　　　　　　　　　　　　　　　　　植田圭二郎ほか
膵神経内分泌腫瘍に対する^{111}Inペンテトレオチドを用いた
　ソマトスタチン受容体シンチグラフィー（SRS）の有用性と
　今後の展開
　　　　　　　　　　　　　　　　　小林　規俊ほか
膵神経内分泌腫瘍に対する^{68}Ga DOTATOCの有用性と
　今後の展開
　　　　　　　　　　　　　　　　　中本　隆介ほか
膵神経内分泌腫瘍に対する外科治療
　　　　　　　　　　　　　　　　　中島　陽平ほか
進行性膵神経内分泌腫瘍に対するランレオチドの有用性
　　　　　　　　　　　　　　　　　伊藤　鉄英ほか
切除不能高分化型膵神経内分泌腫瘍（NET G1/G2/G3）
　に対する薬物療法—新しいWHO分類2017をふまえて—
　　　　　　　　　　　　　　　　　森実　千種ほか
切除不能低分化型膵神経内分泌癌（panNEC-G3）の
　特徴と薬物療法
　　　　　　　　　　　　　　　　　栗田　裕介ほか
膵神経内分泌腫瘍に対するPeptide Receptor Radionuclide
　Therapy（PRRT）
　　　　　　　　　　　　　　　　　絹谷　清剛
コラム②：膵神経内分泌腫瘍と国際神経内分泌腫瘍連盟
　（International Neuroendocrine Cancer Alliance：INCA）
　　　　　　　　　　　　　　　　　眞島　喜幸
コラム③：Global ReGISTry NETworkの構築と今後の展望
　　　　　　　　　　　　　　　　　阪峯　基広

●連載
その「世界」の描き方＜第11回＞
　早期の癌に挑む—髙木　國夫先生—
　　　　　　　　　　　　　　　　　福嶋　敬宜

●症例
残胃血流評価として術中ICG蛍光造影が有用であった
　幽門側胃切除術後膵体尾部切除の1例
　　　　　　　　　　　　　　　　　市川　洋平ほか

Vol.38 No.11　2017年11月号

特集：局所進行膵癌の治療限界に挑む
　　　　　　　　　　　　　　　　企画：山上　裕機

序文
　　　　　　　　　　　　　　　　　山上　裕機
膵癌取扱い規約第7版における切除可能性分類
　　　　　　　　　　　　　　　　　加藤　弘幸ほか
局所進行切除不能膵癌のconversion surgeryへのタイミング
　　　　　　　　　　　　　　　　　里井　壯平ほか
局所進行膵癌の術前治療後の画像診断
　　　　　　　　　　　　　　　　　小川　浩ほか
局所進行膵癌に対する術前化学療法の組織学的効果判定
　　　　　　　　　　　　　　　　　全　陽
局所進行膵癌に対する門脈合併切除
　　　　　　　　　　　　　　　　　祐川　健太ほか
局所進行膵癌に対するmesenteric approach
　　　　　　　　　　　　　　　　　廣野　誠子ほか
局所進行膵癌に対する肝動脈合併膵切除の治療成績
　　　　　　　　　　　　　　　　　天野　良亮ほか
局所進行膵体部癌に対する腹腔動脈合併尾側膵切除の治療成績
　　　　　　　　　　　　　　　　　中村　透ほか
腹腔動脈合併膵体尾部切除術の合併症対策
　　　　　　　　　　　　　　　　　岡田　健一ほか
局所進行切除不能膵癌に対する化学療法
　　　　　　　　　　　　　　　　　古瀬　純司
局所進行切除不能膵癌に対する化学放射線療法
　　　　　　　　　　　　　　　　　井岡　達也ほか
局所進行切除不能膵癌に対する強度変調放射線療法（IMRT）を
　用いた化学放射線治療
　　　　　　　　　　　　　　　　　後藤　容子ほか
局所進行膵癌に対する重粒子線治療
　　　　　　　　　　　　　　　　　山田　滋ほか
局所進行切除不能膵癌に対するナノナイフ治療
　　　　　　　　　　　　　　　　　森安　史典ほか

●症例
超音波内視鏡により乳頭括約筋機能障害が疑われた
　胆嚢摘出後症候群の1例
　　　　　　　　　　　　　　　　　福岡　英志ほか

●症例
膵頭十二指腸切除後の難治性腹腔内出血に対する
　一期的膵吻合再建の経験
　　　　　　　　　　　　　　　　　梁　英樹ほか

Vol.38 臨時増刊特大号　2017年10月号増刊

特集：胆膵EUSを極める
―私ならこうする（There is always a better way）―
企画：糸井　隆夫

序文：胆膵EUSを極める―There is always a better way―
　　　糸井　隆夫

診　断
ラジアル型EUS標準描出法
　　　萬代晃一朗ほか
コンベックス走査型EUSによる標準描出法
　　　佐藤　　愛ほか
超音波内視鏡の進歩　直視コンベックス型EUS標準描出法
　　　岩井　知久ほか
造影EUS
　　　今津　博雄ほか
EUSエラストグラフィ
　　　大野栄三郎ほか
胆膵疾患に対するEUS-FNA―われわれはこうしている―
　　　石田　祐介ほか
EUS-FNA 私はこうする
　　　花田　敬士ほか
EUS-FNA―私はこうする―
　　　蘆田　玲子ほか
EUS-FNA―私はこうする―
　　　良沢　昭銘
EUS-FNA―私はこうする―
　　　菅野　　敦ほか
EUS-FNA―パターン別　穿刺困難例を克服―
　　　佐藤　高光ほか
EUS-FNA 私ならこうする
　―確実で臨床に即した組織細胞診をめざして―
　　　深見　悟生ほか

治　療
膵炎に伴う膵および膵周囲液体貯留に対するドレナージ術
　（含　ネクロセクトミー）―私はこうする―
　　　入澤　篤志ほか
膵周囲液体貯留（PFC）ドレナージ（含むネクロセクトミー）
　―私はこうする―
　　　金　　俊文ほか
膵周囲液体貯留（PFC）ドレナージ（含ネクロセクトミー）
　―私ならこうする―
　　　向井俊太郎ほか
術後再建腸管症例に対する肝内胆管ドレナージ術（HGS, HJS）
　―私はこうする―
　　　塩見　英之ほか
肝内胆管ドレナージ（HGS，HJS）―私はこうする―
　　　伊佐山浩通ほか
肝内胆管ドレナージ（HGS，HJS）―私はこうする―
　　　小倉　　健ほか
EUSガイド下肝外胆管ドレナージ（EUS-guided
　choledochoduodenostomy：EUS?CDS)―私はこうする―
　　　原　　和生ほか
遠位胆管狭窄に対するEUS-CDS―われわれはこうする―
　　　伊藤　　啓ほか
EUSガイド下順行性ステンティング
　　　田中　麗奈ほか
胆管ランデブー
　　　岩下　拓司ほか
胆管結石除去術
　　　土屋　貴愛ほか
胆嚢ドレナージ―私はこうする―
　　　三長　孝輔ほか
胆嚢ドレナージ―私はこうする―
　　　辻　修二郎ほか
EUSガイド下膵管ドレナージ―私はこうする―
　　　原　　和生ほか
EUSガイド下膵管ドレナージ
　　　糸井　隆夫ほか
膵管ランデブー
　　　矢根　　圭ほか
EUSガイド下腹腔神経叢ブロック―私はこうする―
　　　安田　一朗ほか
癌性疼痛に対する腹腔神経叢ブロック―私はこうする―
　　　石渡　裕俊ほか

●座談会
EUSを極める―教育法と今後の動向―
　　糸井　隆夫（司会），入澤　篤志，安田　一朗，
　　良沢　昭銘，潟沼　朗生，土屋　貴愛

Vol.38 No.10　2017年10月号

●連載
ちょっと気になる胆・膵画像―ティーチングファイルから―
　第36回　主膵管内腫瘍栓を呈した腺房細胞癌の1例
　　　小川　浩ほか

特集：急性胆嚢炎に対する最新のマネージメント
企画：伊佐山浩通

序文：治療戦略と胆嚢ドレナージ法の概要
急性胆嚢炎の発症機序と鑑別診断のコツ
　　　竹中　　完ほか
ガイドラインからみた急性胆嚢炎のマネージメント
　―内科の立場から―
　　　露口　利夫ほか
ガイドラインから見た急性胆嚢炎のマネージメント
　―外科の立場から―
　　　三浦　文彦ほか
急性胆嚢炎に対する経乳頭的胆嚢ドレナージ術の適応とテクニック
　　　河上　　洋ほか
超音波内視鏡ガイド下胆嚢ドレナージ術の適応とテクニック
　　　松原　三郎ほか
急性胆嚢炎に対する経皮的アプローチの適応とテクニック
　　　伊藤　　啓ほか
ドレナージ後の胆嚢摘出術：蛍光ナビゲーションと
　超音波内視鏡ガイド下ドレナージ
　　　河口　義邦ほか
蛍光イメージング下胆嚢摘出術の実際とコツ
　　　石沢　武彰ほか
穿孔を起こした急性胆嚢炎の外科的マネージメント
　　　澁谷　　誠ほか
穿孔を起こした急性胆嚢炎の内科的マネージメント
　　　斉藤　紘昭ほか
急性胆嚢炎切除不能例のマネージメント
　　　田村　　崇ほか
Mirizzi症候群の内視鏡的マネージメント
　　　松波　幸寿ほか
無石胆嚢炎のマネージメント
　　　塩見　英之ほか
急性胆嚢炎胆管結石合併例のマネージメント
　　　細野　邦広ほか
胆嚢癌合併例のマネージメント
　　　中西　喜嗣ほか

Vol.38 No.9　2017年9月号

膵臓・膵島移植 Up-to-Date
企画：高折　恭一

膵臓・膵島移植の最前線
　　　穴澤　貴行ほか
膵臓移植の現況
　　　浅岡　忠史ほか
膵臓移植の手術手技 Up-to-Date
　　　伊藤　泰平ほか
生体膵臓移植 Up-to-Date
　　　剣持　　敬ほか
膵臓移植の免疫制御療法 Up-to-Date
　　　大段　秀樹
1型糖尿病に対するislet replacement therapyとしての
　膵臓移植の効果
　　　馬場園哲也ほか
膵島移植の現況
　　　穴澤　貴行ほか
膵島分離・移植におけるイノベーション
　　　後藤　昌史
膵島移植の免疫抑制法 Up-to-Date
　　　野口　洋文ほか
膵島移植における新たな移植方法
　　　角　昭一郎
自家膵島移植 Up-to-Date
　　　丸山　通広ほか
異種膵島移植の展望
　　　霜田　雅之
膵臓・膵島再生研究の現状と展望
　　　伊藤　　遼ほか

●症例
短期間で急速に増大した膵管内乳頭粘液性腫瘍を伴わない
　膵粘液癌の1切除例
　　　中橋　剛一ほか
成人男性に発症し横行結腸間膜への浸潤を認めた
　膵solid-pseudopapillary neoplasmの1例
　　　佐久間　淳ほか

Vol.38 No.8　2017年8月号

●連載
ちょっと気になる胆・膵画像—ティーチングファイルから—
　第35回　破裂による腹膜炎を契機に発見された
　　膵粘液性嚢胞腫瘍の1例
　　　　　　　　　　　　　　　　　　　　　　清永　麻紀ほか

特集：膵癌治療の最前線—諸問題の解決にむけた取り組み—
　　　　　　　　　　　　　　　　　　　　企画：古瀬　純司
家族性膵癌の治療
　　　　　　　　　　　　　　　　　　　　　　松林　宏行ほか
浸潤性膵管癌に対する合成セクレチンを用いた
　膵液細胞診の診断能
　　　　　　　　　　　　　　　　　　　　　　武田　洋平ほか
Borderline resectable 膵癌に対する gemcitabine 併用術前
　化学放射線療法—Oncological な視点から見た Resectability
　の問題点について—
　　　　　　　　　　　　　　　　　　　　　　髙橋　秀典ほか
T4 膵癌に対する手術を前提とした化学放射線療法の治療成績
　　　　　　　　　　　　　　　　　　　　　岸和田昌之ほか
MRI 拡散強調画像による
　Borderline resectable 膵癌術前治療効果判定の取り組み
　　　　　　　　　　　　　　　　　　　　　　岡田　健一ほか
切除不能膵癌に対する FOLFIRINOX 療法とゲムシタビン＋
　ナブパクリタキセル療法の現状—Conversion rate と治療成績—
　　　　　　　　　　　　　　　　　　　　　　夏目　誠治ほか
局所進行膵癌における治療奏効例に対する治療戦略
　—Conversion surgery の適応についての考察—
　　　　　　　　　　　　　　　　　　　　　須藤研太郎ほか
切除不能膵癌に対する化学療法—FOLFIRINOX 療法と
　ゲムシタビン＋ナブパクリタキセル療法をどう使い分けるか？
　　　　　　　　　　　　　　　　　　　　　　尾阪　将人
高齢者膵癌に対する手術適応についての多施設共同研究
　　　　　　　　　　　　　　　　　　　　　　庄　雅之ほか
高齢者膵癌に対する化学療法—包括的高齢者機能評価と治療選択—
　　　　　　　　　　　　　　　　　　　　　　小林　智
膵癌に対する免疫療法：治療開発の趨勢
　　　　　　　　　　　　　　　　　　　　　　石井　浩
膵癌の癌性疼痛に対する
　EUS ガイド下神経叢ブロック（融解）術の有用性
　　　　　　　　　　　　　　　　　　　　　　宮田　剛ほか

Vol.38 No.7　2017年7月号

特集：十二指腸乳頭部癌—現状の問題点と今後の展望—
　　　　　　　　　　　　　　　　　　　　企画：宮崎　勝
十二指腸乳頭部の腫瘍性病変の病理
　　　　　　　　　　　　　　　　　　　　　　羽賀　敏博ほか
内視鏡時に肉眼的に癌を疑うべき病変はどのようなものか？
　　　　　　　　　　　　　　　　　　　　　　本定　三季ほか
In situ の乳頭部癌はどの程度正確に診断可能か？
　　　　　　　　　　　　　　　　　　　　　　松原　三郎ほか
十二指腸乳頭部癌の組織学的亜型と臨床的意義
　　　　　　　　　　　　　　　　　　　　　　岡野　圭一ほか
十二指腸乳頭部腫瘍における生検病理診断と胆汁細胞診を
　どう判断するか—臨床側の立場から—
　　　　　　　　　　　　　　　　　　　　　　山本　慶郎ほか
胆道癌取扱い規約第6版からみた乳頭部癌進展度分類の問題点
　　　　　　　　　　　　　　　　　　　　　　大塚　将之ほか
十二指腸乳頭部腫瘍の十二指腸壁浸潤はどこまで診断可能か？
　　　　　　　　　　　　　　　　　　　　　　伊藤　啓ほか
乳頭部癌の膵実質浸潤診断はどこまで可能か？
　　　　　　　　　　　　　　　　　　　　　　太田和勝之ほか
十二指腸乳頭部腫瘍の胆管内および膵管内進展は
　どこまで診断可能か？—EUS・IDUS を中心に—
　　　　　　　　　　　　　　　　　　　　　　小松　直広ほか
乳頭部癌の術前リンパ節転移診断
　　　　　　　　　　　　　　　　　　　　　　伊関　雅裕ほか
ガイドラインからみた乳頭部癌の治療方針の妥当性
　　　　　　　　　　　　　　　　　　　　　　森　泰寿ほか
内視鏡的乳頭切除術の手技とその適応は？
　　　　　　　　　　　　　　　　　　　　　　川嶋　啓揮ほか
経十二指腸的乳頭部切除の手技とその適応は？
　　　　　　　　　　　　　　　　　　　　　　今村　直哉ほか
膵頭十二指腸切除は乳頭部癌すべてに適応すべきか？
　　　　　　　　　　　　　　　　　　　　　　北畑　裕司ほか
膵温存十二指腸切除は安全に施行可能なオプションか？
　　　　　　　　　　　　　　　　　　　　　　後藤　晃紀ほか
乳頭部癌に対する腹腔鏡下膵頭十二指腸切除の適応
　　　　　　　　　　　　　　　　　　　　　　永川　裕一ほか

●研究
肝外胆管癌切除例における胆管断端陽性例の予後
　　　　　　　　　　　　　　　　　　　　　　志摩　泰生ほか

●症例
膵・胆管合流異常を伴わない広義の先天性胆道拡張症の2例
　　　　　　　　　　　　　　　　　　　　　　三宅　啓ほか

Vol.38 No.6　2017年6月号

特集：硬化性胆管炎の診療における最近の進歩
　　　　　　　　　　　　　　　　　　　　企画：乾　和郎
硬化性胆管炎診療の歴史的変遷
　　　　　　　　　　　　　　　　　　　　　　滝川　一
本邦における原発性硬化性胆管炎とIgG4関連硬化性胆管炎の現状
　—硬化性胆管炎の診療ガイドライン作成にむけて—
　　　　　　　　　　　　　　　　　　　　　　田妻　進
原発性硬化性胆管炎と IgG4 関連硬化性胆管炎の病理
　　　　　　　　　　　　　　　　　　　　　　能登原憲司
好中球性上皮障害（GEL）を示す硬化性胆管炎の病理
　　　　　　　　　　　　　　　　　　　　　　全　陽ほか
原発性硬化性胆管炎の診断基準の提唱
　　　　　　　　　　　　　　　　　　　　　　中沢　貴宏ほか
硬化性胆管炎の鑑別診断における EUS の位置付け
　　　　　　　　　　　　　　　　　　　　　　南　智之ほか
原発性硬化性胆管炎に合併する胆管癌の診断
　　　　　　　　　　　　　　　　　　　　　　熊谷純一郎ほか
続発性硬化性胆管炎の診断
　　　　　　　　　　　　　　　　　　　　　　熊木　天児ほか
腸管病変を合併する原発性硬化性胆管炎に対する治療戦略
　　　　　　　　　　　　　　　　　　　　　　中本　伸宏ほか
原発性硬化性胆管炎の予後予測因子としての経過中血清 ALP 値
　　　　　　　　　　　　　　　　　　　　　　田中　篤
原発性硬化性胆管炎の予後因子の解析
　　　　　　　　　　　　　　　　　　　　　　渡邉　健雄ほか
原発性硬化性胆管炎の肝移植後再発と長期予後
　　　　　　　　　　　　　　　　　　　　　　上田　佳秀

●症例
膵腺扁平上皮癌の2手術例
　　　　　　　　　　　　　　　　　　　　　　唐澤　幸彦ほか

●症例
術前診断に難渋し10年の長期経過後に切除し得た
　胆管癌の1例
　　　　　　　　　　　　　　　　　　　　　　松本　浩次ほか

●症例
短期間に胆管狭窄が進展した IgG4 関連硬化性胆管炎の1例
　　　　　　　　　　　　　　　　　　　　　　蘆田　良ほか

Vol.38 No.5　2017年5月号

特集：胆膵腫瘍に対する術前治療と切除前後の効果判定法
　　　　　　　　　　　　　　　　　　　　企画：遠藤　格
序文：胆膵疾患の術前治療と効果判定法の問題点
　　　　　　　　　　　　　　　　　　　　　　遠藤　格ほか
膵癌の術前治療の画像診断による効果判定
　　　　　　　　　　　　　　　　　　　　　　米田　憲秀ほか
胆道癌に対する術前治療後の病理組織学的効果判定法
　　　　　　　　　　　　　　　　　　　　　　内田　克典ほか
切除不能胆道癌の治療成績と conversion surgery
　　　　　　　　　　　　　　　　　　　　　　古瀬　純司
肝内胆管癌に対する術前治療と効果判定法
　　　　　　　　　　　　　　　　　　　　　　加藤　厚ほか
当初非切除とされた胆囊癌に対する conversion surgery
　　　　　　　　　　　　　　　　　　　　　　野路　武寛ほか
肝外胆管癌に対する術前治療と効果判定法
　　　　　　　　　　　　　　　　　　　　　　中川　圭ほか
膵癌に対する術前治療後の病理組織学的効果判定法
　　　　　　　　　　　　　　　　　　　　　　石田　和之ほか
切除不能膵癌の治療成績と外科へのコンサルトのタイミング
　　　　　　　　　　　　　　　　　　　　　　上野　秀樹ほか
切除企図膵癌に対する術前治療と効果判定・有効性評価
　　　　　　　　　　　　　　　　　　　　　　元井　冬彦ほか
切除可能境界膵癌に対する術前治療と効果判定法
　—画像診断と腫瘍マーカーを中心に—
　　　　　　　　　　　　　　　　　　　　　　岡田　健一ほか
局所進行膵癌に対する化学放射線治療の効果判定
　—組織学的効果判定と膵癌間質内 Tenascin-C 発現について—
　　　　　　　　　　　　　　　　　　　　　　早﨑　碧泉ほか
局所進行切除不能膵癌に対する術前治療と効果判定法
　　　　　　　　　　　　　　　　　　　　　　森　隆太郎ほか
腹膜転移膵癌に対する新規治療法と conversion surgery の役割
　　　　　　　　　　　　　　　　　　　　　　里井　壯平ほか
膵神経内分泌腫瘍に対する術前治療後の
　病理組織学的効果判定について
　　　　　　　　　　　　　　　　　　　　　　大池　信之ほか
切除不能膵神経内分泌腫瘍の治療成績と切除のタイミング
　　　　　　　　　　　　　　　　　　　　　　五十嵐久人ほか
膵神経内分泌腫瘍に対する術前治療と効果判定法
　　　　　　　　　　　　　　　　　　　　　　工藤　篤ほか

●話題
膵の語源について（13）
　　　　　　　　　　　　　　　　　　　　　　土屋　凉一

Vol.38 No.4　2017年4月号

特集：先天性胆道拡張症の最前線

企画：神澤　輝実

序文：先天性胆道拡張症の概念の変遷
　　　　　　　　　　　　　　　神澤　輝実
先天性胆道拡張症の発生論
　　　　　　　　　　　　　　　細村　直弘ほか
先天性胆道拡張症の診断基準の制定をめぐって
　　　　　　　　　　　　　　　濱田　吉則
先天性胆道拡張症の診療ガイドライン（簡易版）
　　　　　　　　　　　　　　　石橋　広樹ほか
先天性胆道拡張症における用語と定義に関する問題
　　　　　　　　　　　　　　　金子健一朗ほか
先天性胆道拡張症の画像診断
　　　　　　　　　　　　　　　齋藤　武ほか
先天性胆道拡張症における胆道癌の発癌機序
　　　　　　　　　　　　　　　森　大樹ほか
先天性胆道拡張症に胆道癌を合併した20歳以下症例の検討：
日本膵・胆管合流異常研究会登録委員会報告
　　　　　　　　　　　　　　　窪田　正幸ほか
先天性胆道拡張症に合併する膵・胆管の形成異常
　　　　　　　　　　　　　　　漆原　直人ほか
先天性胆道拡張症に対する腹腔鏡手術（小児例）
　　　　　　　　　　　　　　　村上　寛ほか
先天性胆道拡張症に対する腹腔鏡下手術（成人例）
　　　　　　　　　　　　　　　森　泰寿ほか
術後発癌からみた先天性胆道拡張症に対する外科治療の課題
　　　　　　　　　　　　　　　安藤　久實
先天性胆道拡張症における内視鏡的治療の役割
　　　　　　　　　　　　　　　山本健治郎ほか
先天性胆道拡張症に対する分流手術後の遺残胆管癌
　　　　　　　　　　　　　　　大橋　拓ほか
先天性胆道拡張症術後の肝内結石
　　　　　　　　　　　　　　　大塚　英郎ほか
小児期発症の希少難治性肝胆膵疾患における
先天性胆道拡張症の位置付け
　　　　　　　　　　　　　　　佐々木英之ほか

●研究
市中病院における胆道感染症の現状：
　胆汁細菌検査の結果より
　　　　　　　　　　　　　　　門倉　信ほか

Vol.38 No.3　2017年3月号

特集：超高齢者（80歳以上）の胆膵疾患診療を考える

企画：海野　倫明

序文：超高齢者時代の胆膵疾患診療を考える
　　　　　　　　　　　　　　　海野　倫明
高齢者総合機能評価を用いた高齢者肝胆膵外科治療方針の提案
　　　　　　　　　　　　　　　松島　英之ほか
消化器手術（胆膵）における術後せん妄の予測、対策、
治療について
　　　　　　　　　　　　　　　堀内　哲也ほか
超高齢者に対するERCP関連手技の留意点
　　　　　　　　　　　　　　　枡　かおりほか
超高齢者の胆石性胆管炎（胆石性膵炎も含めて）の内視鏡治療
　　　　　　　　　　　　　　　宅間　健介ほか
超高齢者の急性胆嚢炎に対する内視鏡治療
　　　　　　　　　　　　　　　辻　修二郎ほか
超高齢者の総胆管結石における胆管ステント長期留置術
　　　　　　　　　　　　　　　鈴木　安曇ほか
超高齢者総胆管結石症における内視鏡的乳頭切開術
　　　　　　　　　　　　　　　本多　五奉ほか
超高齢者（80歳以上）に対する腹腔鏡下胆嚢摘出術
　　　　　　　　　　　　　　　村上　昌裕ほか
超高齢者に対する胆嚢・総胆管結石症の治療方針
総胆管結石治療後の胆嚢摘出術は必要か？
　　　　　　　　　　　　　　　安井　隆晴ほか
高齢者膵癌に対する外科治療戦略
　　　　　　　　　　　　　　　元井　冬彦ほか
超高齢者胆道癌の外科治療
　　　　　　　　　　　　　　　落合登志哉
超高齢者に対する胆道癌肝切除の留意点
　　　　　　　　　　　　　　　菅原　元ほか
超高齢者に対する膵頭十二指腸切除の留意点
　　　　　　　　　　　　　　　杉本　元一ほか
超高齢者胆・膵癌に対する抗癌剤治療
　　　　　　　　　　　　　　　庄　雅之ほか

●症例
特徴的な肝転移再発所見を呈した胆嚢粘液癌の1例
　　　　　　　　　　　　　　　寺田　卓郎ほか

Vol.38 No.2　2017年2月号

慢性膵炎内視鏡治療の現状と展望

企画：山口　武人

序文・慢性膵炎内視鏡治療の現況
　　　　　　　　　　　　　　　乾　和郎
膵石症に対する内視鏡的膵管口切開，バスケット結石除去
　　　　　　　　　　　　　　　伊藤　謙ほか
膵石に対する経口膵管鏡・レーザー砕石
　　　　　　　　　　　　　　　三方林太郎ほか
膵石に対するESWLとの併用治療
　　　　　　　　　　　　　　　山本　智支ほか
膵疾患に対する内視鏡的膵管バルーン拡張術（EPDBD）の
有用性・安全性について
─膵石症・仮性嚢胞・非癒合症治療例を中心に─
　　　　　　　　　　　　　　　辻　忠男ほか
膵管狭窄に対するステント治療─プラスチックステント─
　　　　　　　　　　　　　　　川口　義明ほか
膵管狭窄に対するステント治療─金属ステント─
　　　　　　　　　　　　　　　齋藤　倫寛ほか
膵管狭窄に対するEUS-PD rendezvous法を用いた
膵管ステント留置術
　　　　　　　　　　　　　　　向井俊太郎ほか
慢性膵炎に伴う仮性嚢胞の治療─経乳頭，経消化管アプローチ─
　　　　　　　　　　　　　　　平山　敦ほか
胆管狭窄に対するステント治療─チューブステント─
　　　　　　　　　　　　　　　佐藤　達也ほか
胆管狭窄に対するステント治療─金属ステント─
　　　　　　　　　　　　　　　笹平　直樹ほか
自己免疫性膵炎に合併する胆管狭窄の内視鏡治療の位置づけ
　　　　　　　　　　　　　　　神澤　輝実ほか
外科医からみた内視鏡治療困難症例への対応
─手術のタイミングと成績─
　　　　　　　　　　　　　　　佐田　尚宏ほか
難治性慢性膵炎疼痛に対するEUS下腹腔神経叢ブロック/破壊術
（EUS-CPB/CPN）
　　　　　　　　　　　　　　　阿部　洋子ほか
Pancreas Divisumに対する内視鏡治療
　　　　　　　　　　　　　　　濱野　徹也ほか

Vol.38 No.1　2017年1月号

●特別企画
―平成29年― 胆・膵領域はこう展開する
　　　　　　　　　　　　　　　胆と膵編集委員会編

特集：Mesopancreasを攻める

企画：杉山　政則

序文：Mesopancreasとは何か？
　　　　　　　　　　　　　　　杉山　政則
いわゆるmesopancreasの発生と臨床解剖
　　　　　　　　　　　　　　　永井　秀雄
膵癌取扱い規約における膵外神経叢の解剖学的定義
─「膵頭神経叢」と「mesopancreas」について─
　　　　　　　　　　　　　　　村田　泰洋ほか
画像から見たmesopancreas
　　　　　　　　　　　　　　　小坂　一斗ほか
膵頭部血管の解剖
　　　　　　　　　　　　　　　堀口　明彦ほか
膵頭神経叢の解剖
　　　　　　　　　　　　　　　永川　裕一ほか
膵頭部のリンパ組織解剖
　　　　　　　　　　　　　　　牧野　勇ほか
Artery firstアプローチにおけるTreitz靭帯の有用性
　　　　　　　　　　　　　　　伴　大輔ほか
総論：Mesopancreasの切除
　　　　　　　　　　　　　　　穴澤　貴行ほか
従来法によるmesopancreasの切除
　　　　　　　　　　　　　　　羽鳥　隆ほか
第一空腸静脈を指標とする膵間膜切除術
　　　　　　　　　　　　　　　大塚　隆生ほか
膵癌におけるmesenteric approachによる
　total mesopancreas excision
　　　　　　　　　　　　　　　山田　豪ほか
No-touch isolation techniqueによる
　total mesopancreas excision（no-touch TMPE）
　　　　　　　　　　　　　　　廣田　昌彦ほか
腸回転解除法を用いた膵頭十二指腸切除術
　　　　　　　　　　　　　　　杉山　政則ほか
イメージガイド型ナビゲーションシステムを用いた
　inferior pancreaticoduodenal arteryの確認
　　　　　　　　　　　　　　　岡本　友好ほか
内視鏡手術におけるmesopancreasの切除─腹腔鏡下に
　膵頭神経叢を適切に把握するための術野展開法について─
　　　　　　　　　　　　　　　中村　慶春ほか

●連載
その「世界」の描き方＜第10回＞
消化器外科の本道を極める─今泉　俊秀先生
　　　　　　　　　　　　　　　福嶋　敬宜

Vol.37 No.12　2016年12月号

特集：膵疾患の疼痛治療の up-to-date
―疼痛の発生メカニズムから疾患別治療まで―

企画：清水　京子

- 膵炎における疼痛の神経伝達路　　池浦　司ほか
- 膵炎の疼痛発生メカニズムにおける生理活性物質の役割　　徳山　尚吾
- 膵炎の疼痛における侵害受容体の関与と治療への展望　　坪田　真帆ほか
- 生理活性物質が膵癌の痛みを制御する
  ―作用メカニズムの最新トピックス―　　上園　保仁
- 急性膵炎の疼痛に対する薬物療法　　廣田　衛久ほか
- 慢性膵炎疼痛管理における栄養療法
  ―高力価消化酵素薬も含めて―　　片岡　慶正ほか
- 慢性膵炎の疼痛治療：
  Small intestinal bacterial overgrowth の診断と治療　　阪上　順一ほか
- 慢性膵炎の疼痛治療：内視鏡治療・ESWL　　宮川　宏之ほか
- 慢性膵炎の疼痛治療：経皮的神経ブロック　　水野　樹ほか
- 慢性膵炎の疼痛治療：外科的治療　　佐田　尚宏ほか
- 慢性膵炎の疼痛治療：膵全摘＋自家膵島移植　　霜田　雅之
- 小児の慢性膵炎の診断および疼痛治療　　齋藤　暢知ほか
- 膵癌の疼痛治療：薬物療法　　中西　京子
- 膵臓癌・胆嚢癌におけるがん疼痛治療戦略　　伊東　俊雅
- 膵癌の緩和的放射線治療　　永倉　久泰
- 膵癌の疼痛治療：経皮的神経ブロック　　服部　政治ほか
- 膵癌の疼痛治療：超音波内視鏡下腹腔神経叢ブロック術　　関根　一智ほか
- 緩和ケア研修会のマネージメントの実際　　高山　敬子

● 症例
- 急性胆嚢炎で発症した胆嚢悪性リンパ腫の1例　　後藤　崇ほか

Vol.37 No.11　2016年11月号

特集：IPMN の診断と治療はどう変わったか？

企画：山上　裕機

- IPMN の病理診断の変遷と現在のコンセンサス　　古川　徹
- 疫学：とくに IPMN 併存膵癌について　　花田　敬士ほか
- 他臓器癌の合併について　　多田　稔ほか
- 国際診療ガイドラインの概要と課題　　田中　雅夫
- AGA ガイドラインの解説とその問題点　　高折　恭一
- IPMN の型分類　　真口　宏介ほか
- 診断：US, CT, MRI 診断の有用性と限界は？　　石神　康生ほか
- 診断：IPMN 診療における EUS の位置付け
  〜有用性とこれからの課題〜　　竹中　完ほか
- 診断：ERCP, 経口膵管鏡 (POPS) による診断　　喜多絵美里ほか
- 非切除例のフォローアップをどのように行うか？　　伊達健治朗ほか
- 外科治療：標準手術について
  ―とくに腹腔鏡下手術の適応は？　　千田　嘉毅ほか
- 外科治療：縮小手術は可能か？　　浅野　賢道ほか
- 膵管内乳頭粘液性腫瘍：術後再発をどのように発見するか？　　廣野　誠子ほか

● 症例
- 膵退形成癌の3切除例　　山城　直嗣ほか
- 画像所見と組織像との対比が可能であった細胆管細胞癌
  （cholangiolocellular carcinoma：CoCC）の1例　　齊藤　宏和ほか

Vol.37 臨時増刊特大号　2016年11月号増刊

特集　胆膵内視鏡自由自在〜基本手技を学び応用力をつける集中講座〜

- 巻頭言：胆膵内視鏡治療をいかに学ぶか，教えるか　　伊佐山浩通

Ⅰ．内視鏡システムと内視鏡操作に関する基本知識
- 十二指腸鏡の基本構造と手技の関係　　松本　和也ほか
- 超音波内視鏡 A to Z　　塩見　英之ほか
- ERCP におけるスコープの挿入方法と困難例への対処方法　　田村　崇ほか
- 術後再建腸管に対するバルーン内視鏡挿入操作の基本と挿入のコツ　　堤　康一郎ほか

Ⅱ．ERCP 関連手技編
◆胆管選択的カニュレーション
- カニュレーション手技の種類と使い分け　　安田　一朗ほか
- VTR でみせるカニュレーションの基本とコツ
  （Contrast and Wire?guided）【動画付】　　杉山　晴俊
- VTR でみせる術後再建腸管に対するダブルバルーン内視鏡を用いた
  胆管カニュレーションのコツ【動画付】　　島谷　昌明ほか
- 膵管ガイドワイヤー・ステント留置下カニュレーションの実際とコツ　　白田龍之介ほか
- VTR でみせる私のカニュレーション戦略とテクニック【動画付】　　今津　博雄
- Precut の種類と使い分け　　後藤　大輔ほか
- VTR でみせる Precut の実技とコツ【動画付】　　窪田　賢輔ほか
- コラム①：膵癌早期診断プロジェクト　　花田　敬士ほか

◆乳頭処置
- EST の基本事項を押さえる　　田中　聖人ほか
- EST VTR でみせる私のこだわり（1）【動画付】　　川嶋　啓揮ほか
- EST VTR でみせる私のこだわり（2）【動画付】　　潟沼　朗生ほか
- VTR でみせる EST 困難例への対応【動画付】　　良沢　昭銘ほか
- EPBD〜VTR でみせる EPBD 後の結石除去手技のコツ〜【動画付】　　辻野　武ほか
- 内視鏡的乳頭大径バルーン拡張術（EPLBD）の適応と偶発症予防　　川畑　修平ほか

◆結石除去
- 結石除去・破砕用デバイスの種類と使い分け　　伊藤由紀子ほか
- 総胆管結石除去のコツ【動画付】　　嘉数　雅也ほか
- 結石破砕と破砕具使用のコツ，トラブルシューティング　　土井　晋平ほか

◆胆道ドレナージ術
- 閉塞性黄疸の病態と病態に応じた治療戦略　　中井　陽介ほか
- ステントの種類と使い分け　　權　勉成ほか
- VTR でみせる Metallic stent の上手な入れ方【動画付】　　向井　強ほか
- Bridge to Surgery：遠位胆道閉塞　　辻本　彰子ほか
- 非切除悪性遠位胆道閉塞に対するドレナージ戦略　　小川　貴央ほか
- Bridge to Surgery：悪性肝門部領域胆管閉塞　　河上　洋ほか
- 非切除例悪性肝門部胆管閉塞に対するドレナージ戦略　　内藤　格ほか
- コラム②：ステント開発よもやま話　　伊佐山浩通

◆トラブルシューティング
- ERCP 後膵炎への対処と予防　　川口　義明ほか
- ステント迷入への対処　　石垣　和祥ほか
- EST 後出血への対処と予防　　田中　聖人ほか
- 穿孔への対処と予防　　沼尾　規且ほか

◆膵管 Intervention
- 膵石に対する内視鏡治療　　山本　智支ほか
- 膵管ドレナージの適応と手技　　笹平　直樹ほか
- 膵管狭窄困難例への対処　　菅野　敦ほか

Ⅲ．EUS 関連手技編
- 膵領域におけるラジアル式および
  コンベックス式 EUS の標準描出法　　蘆田　玲子ほか
- 胆道系の観察　ラジアル型とコンベックス型の描出法と使い分け　　林　毅
- 胆・膵領域における造影 EUS　　糸永　昌弘ほか
- EUS?FNA の基本的手技と検体処理　　荒川　典之ほか
- コラム③：EUS?FNA の本邦導入の経緯　　山雄　健次

Ⅳ．Interventional EUS
- VTR でみせる EUS?BD の基本手技とコツ【動画付】　　小倉　健ほか
- EUS?BD を安全に行うために　　原　和生ほか
- VTR でみせる胆道疾患に対する EUS?Rendezvous technique と
  Antegrade technique【動画付】　　岩下　拓司ほか
- VTR でみせる EUS?GBD の適応と手技のコツ【動画付】　　松原　三郎ほか
- VTR でみせる EUS?PD and Pancreatic Rendezvous
  Cannulation【動画付】　　土屋　貴愛ほか
- 膵仮性？胞・WON の病態と治療戦略
  ―診断，治療法選択，タイミング―　　木田　光広ほか
- Endoscopic necrosectomy の基本と手技の工夫　　向井俊太郎ほか
- コラム④：自由自在な胆膵内視鏡のために必要なことは？　　糸井　隆夫

Vol.37 No.10　2016年10月号

特集：膵神経内分泌腫瘍の最新の話題

企画：伊藤　鉄英

日本における膵神経内分泌腫瘍の疫学と今後の展開
　　　伊藤　鉄英ほか
WHO2010分類の妥当性と今後の病理診断の展望
　　　笠島　敦子ほか
機能性膵神経内分泌腫瘍における機能的診断
　インスリノーマ
　　　植田圭二郎ほか
　ガストリノーマ
　　　河本　泉ほか
機能性神経内分泌腫瘍の診断
　（インスリノーマ，ガストリノーマ以外）
　　　高野　幸路ほか
コラム①：Noninsulinoma pancreatogenous hypoglycemia syndrome (nesidioblastosis in adults) の疾患概念
　　　今村　正之ほか
膵神経内分泌腫瘍の画像診断：鑑別を要する疾患
　　　岩屋　博道ほか
新たに日本で保険収載された ^{111}In オクトレオチドシンチの有用性
　—FDG-PETとの比較について—
　　　窪田　和雄ほか
膵神経内分泌腫瘍と遺伝性疾患（MEN1，von Hippel-Lindau 病など）
　　　五十嵐久人ほか
本邦の膵神経内分泌腫瘍におけるストレプトゾシン療法の現状と展望
　　　池田　公史ほか
新規分子標的薬の登場による切除不能膵神経内分泌腫瘍の予後の変遷
　　　李　倫學ほか
膵神経内分泌腫瘍における術式選択
　　　宮坂　義浩ほか
Reduction surgery の臨床的意義と適応
　　　青木　琢ほか
コラム②：第13回 ENETS（欧州神経内分泌腫瘍学会）からの話題提供
　　　奥坂　拓志ほか
コラム③：JNETS（日本神経内分泌腫瘍研究会）における悉皆登録制度とその現況
　　　増井　俊彦ほか

Vol.37 No.9　2016年9月号

特集：膵癌分子診断研究の最前線：リキッドバイオプシーから次世代DNAシークエンシングまで

企画：高折　恭一

序文
　　　高折　恭一
テロメアGテール長と体液中マイクロRNAを用いた
　膵癌の予防，バイオマーカー開発と治療戦略
　　　田原　栄俊
網羅的癌関連遺伝子変異検査（OncoPrime™）による
　膵癌ゲノム異常解析と治療への応用
　　　金井　雅史ほか
血漿中遊離アミノ酸濃度を用いた
　膵癌スクリーニング法の開発
　　　福武　伸康ほか
膵癌におけるマイクロサテライト不安定性（MSI）解析
　　　堀井　明
最新の変異解析技術を用いた膵臓癌の分子診断法
　　　谷内田真一
体液中マイクロRNAを用いた膵癌診断の現状と展望
　　　仲田　興平ほか
プロテオミクス解析を応用した膵癌分子診断研究の現状
　　　高舘　達之ほか
IPMNから膵癌への分子バイオマーカー診断
　　　古川　徹
膵癌組織に発現する腫瘍関連抗原の臨床応用：
　免疫療法への応用をめざして
　　　今井　克憲ほか
膵癌患者における Circulating tumor cell の解析
　　　本定　三季ほか
膵癌診断におけるリキッドバイオプシーの可能性
　　　衣笠　秀明ほか

Vol.37 No.8　2016年8月号

特集：胆膵疾患内視鏡診療の New Horizon

企画：糸井　隆夫

序文
　　　糸井　隆夫
共焦点レーザーを用いた胆膵内視鏡診断
　　　大宮久美子ほか
超音波内視鏡を用いた肝疾患の診断・治療
　　　中井　陽介ほか
新型デジタル胆道鏡 SpyGlass™DS を用いた
　胆膵診断と治療
　　　田中　麗奈ほか
胆道疾患に対する ERCP ガイド下ラジオ波焼灼療法
　　　伊藤　啓ほか
EUS ガイド下ラジオ波焼灼療法
　　　藤澤真理子ほか
EUS ガイド下順行性胆管結石除去術
　　　岩下　拓司ほか
Lumen-apposing metal stent (AXIOS™, Hot-AXIOS™)
　を用いた EUS-guided intervention therapy
　　　殿塚　亮祐ほか
術後再建症例における新型 short type ダブルバルーン内視鏡を
　用いた ERCP
　　　島谷　昌明ほか
新型ショートシングルバルーン小腸内視鏡を用いた ERCP
　　　矢根　圭ほか
●研究
連続411例に行った単孔式腹腔鏡下胆嚢摘出術
　（USIDT，臍部2トロカー法）における手術成績の検討
　　　渡邊　五朗ほか
●症例
膵リンパ上皮嚢胞の一例
　　　佐久間　淳ほか

Vol.37 No.7　2016年7月号

●連載
ちょっと気になる胆・膵画像—ティーチングファイルから—
＜第34回＞多血性膵腫瘤と鑑別を要した横行膵動脈瘤の1例
　　　相馬　崇宏ほか

特集：膵癌血管浸潤例の外科切除適応と治療ストラテジー：Up to date 2016

企画：宮崎　勝

腫瘍内科医からみた局所進行膵癌の外科切除適応
　　　古瀬　純司
NCCN（Version 1. 2016）と本邦ガイドライン（2013年版）
　からみた血管浸潤の診断と切除適応
　　　山口　幸二
術前画像診断からわかる膵癌血管浸潤の診断能と限界
　　　今関　洋ほか
NAC/NACRT 治療後の画像診断：膵癌血管浸潤の診断能と限界
　　　増井　俊彦ほか
門脈完全閉塞例（上腸間膜静脈浸潤例も含めて）に対する
　外科切除の適応
　　　川井　学ほか
腹腔動脈浸潤を示す膵体尾部癌の外科切除術式
　　　中村　透ほか
肝動脈浸潤を示す膵頭部癌の外科切除術式
　　　天野　良亮ほか
門脈・動脈同時浸潤を占める外科切除術式
　　　杉浦　禎一ほか
上腸間膜動脈浸潤例の外科切除適応およびその術式
　　　田島　秀浩ほか
門脈浸潤例に対する術前 Neoadjuvant 療法を用いた
　外科切除戦略とその意義
　　　村田　泰洋ほか
動脈浸潤を伴う膵癌に対する集学的治療法の意義
　　　吉富　秀幸ほか
門脈浸潤例に対する門脈合併切除例の生存成績・吻合部開存成績
　　　藤井　努ほか
膵癌に対する腹腔動脈合併膵体尾部切除成績
　　　元井　冬彦ほか
上腸間膜動脈浸潤例に対する上腸間膜動脈合併切除の治療成績
　　　松山　隆生ほか
門脈・動脈同時浸潤例に対する同時合併切除成績
　　　和田　慶太ほか
切除不能局所進行膵癌の切除への conversion をめざした化学療法
　　　中井　陽介ほか
●症例
重複胆管を伴った主膵管型 Intraductal Papillary Mucinous Neoplasm
　に対し膵頭十二指腸切除術を施行した1例
　　　栃本　昌孝ほか

Vol.37 No.6　2016年6月号

特集：膵・胆道癌の治療戦略：こんなときどうするか？
―ガイドラインにないエキスパートオピニオン―

企画：古瀬　純司

序文：膵・胆道癌治療とエキスパートオピニオン
　　　　　　　　　　　　　　　　　　古瀬　純司
十二指腸狭窄を伴う局所進行膵癌に対する治療選択
　　　　　　　　　　　　　　　　　　川井　学ほか
Borderline resectable 膵癌に対する術前治療
　　　　　　　　　　　　　　　　　　森　隆太郎ほか
肝内胆管癌で腹腔内リンパ節はどこまで切除するか？
　　　　　　　　　　　　　　　　　　益田　邦洋ほか
十二指腸狭窄に伴う閉塞性黄疸に対する適切な減黄処置
　　―悪性胆管・十二指腸狭窄に対する内視鏡的ダブルステンティング―
　　　　　　　　　　　　　　　　　　殿塚　亮祐ほか
FOLFIRINOX 療法の使い方：original か modified か？
　　　　　　　　　　　　　　　　　　上野　秀樹ほか
FOLFIRINOX 療法耐性後の治療選択
　　　　　　　　　　　　　　　　　　池田　公史ほか
ゲムシタビン＋ナブパクリタキセル療法耐性後の治療選択
　　　　　　　　　　　　　　　　　　須藤研太郎ほか
ゲムシタビン＋エルロチニブ併用療法をどう使うか？
　　　　　　　　　　　　　　　　　　尾阪　将人
ゲムシタビン＋S-1 併用療法をどう使うか？
　　　　　　　　　　　　　　　　　　石井　浩
FOLFIRINOX・ナブパクリタキセルによる末梢神経障害への対応
　　　　　　　　　　　　　　　　　　成毛　大輔ほか
FOLFIRINOX 療法における G-CSF の使い方（持続型 G-CSF を含めて）
　　　　　　　　　　　　　　　　　　清水　怜
高度黄疸・肝機能障害を伴う胆道癌の化学療法―減黄はどこまで行うか？―
　　　　　　　　　　　　　　　　　　上野　誠ほか
切除不能胆道癌に対するゲムシタビン＋シスプラチン併用療法
　　―いつまで行うか？耐性後の治療選択は？―
　　　　　　　　　　　　　　　　　　高原　楠昊ほか
膵神経内分泌腫瘍の治療戦略における EUS-FNA の有用性とその限界
　　　　　　　　　　　　　　　　　　渋谷　仁ほか
肝転移のある膵神経内分泌腫瘍に対する集学的治療
　　―切除・TAE/TACE・薬物療法の使い分け―
　　　　　　　　　　　　　　　　　　伊藤　鉄英ほか

●研究
新規マイクロ波手術支援機器と市販エネルギー機器との
　動物実験による機能比較
　　　　　　　　　　　　　　　　　　谷　徹ほか

●症例
敗血症と DIC を合併した感染性膵壊死に対して後腹膜鏡補助下の
　ネクロセクトミーが有用であった1例
　　　　　　　　　　　　　　　　　　谷口健次郎ほか

Vol.37 No.5　2016年5月号

●連載
ちょっと気になる胆・膵画像―ティーチングファイルから―
＜第33回＞胆嚢原発の混合型腺神経内分泌癌（MANEC）の1例
　　　　　　　　　　　　　　　　　　三上和歌子ほか

特集：胆膵疾患における血管系 IVR

企画：天野　穂高

総論：胆膵疾患における血管系 IVR
　　　　　　　　　　　　　　　　　　鈴木耕次郎ほか
膵切除時の血流改変―手技を中心に
　　　　　　　　　　　　　　　　　　阿保　大介ほか
化学放射線治療後の血流改変を伴う膵切除
　　　　　　　　　　　　　　　　　　天野　良亮ほか
術前肝動脈コイル塞栓による血流改変後膵切除
　　　　　　　　　　　　　　　　　　吉留　博之ほか
門脈塞栓術―手技を中心に
　　　　　　　　　　　　　　　　　　小林　聡ほか
門脈塞栓術―適応と成績―
　　　　　　　　　　　　　　　　　　夏目　誠治ほか
術後動脈出血―TAE による止血
　　　　　　　　　　　　　　　　　　外山　博近ほか
膵頭十二指腸切除術後の仮性動脈瘤出血に対する
　Stent-assisted coiling
　　　　　　　　　　　　　　　　　　仲野　哲矢ほか
膵切除術後仮性動脈瘤出血
　―covered stent による止血術―
　　　　　　　　　　　　　　　　　　渡邉　学ほか
術後の門脈狭窄に対するステント留置
　　　　　　　　　　　　　　　　　　平井　一郎ほか
悪性門脈狭窄に対するステント留置
　　　　　　　　　　　　　　　　　　塚本　忠司ほか

●症例
胆管分枝 B5b が胆嚢管へ合流するまれな合流形態の
　胆石症に対する腹腔鏡下胆嚢摘出術
　　　　　　　　　　　　　　　　　　平松　聖史ほか

Vol.37 No.4　2016年4月号

特集：早期慢性膵炎をめぐって

企画：乾　和郎

―総論―早期慢性膵炎の概念導入の経緯と今後の展望
　　　　　　　　　　　　　　　　　　下瀬川徹
早期慢性膵炎の診断基準と臨床的意義
　　　　　　　　　　　　　　　　　　竹中　完ほか
早期慢性膵炎の実態―全国調査から―
　　　　　　　　　　　　　　　　　　正宗　淳ほか
早期慢性膵炎の前向き予後調査
　　　　　　　　　　　　　　　　　　肱岡　真之ほか
早期慢性膵炎の臨床像について
　　―EUS 所見との関連性も含めて―
　　　　　　　　　　　　　　　　　　山部　茜子ほか
EUS-elastography を用いた早期慢性膵炎の診断
　　　　　　　　　　　　　　　　　　桑原　崇通
急性膵炎治療後の EUS 所見からみた早期慢性膵炎の診断
　　　　　　　　　　　　　　　　　　景岡　正信ほか
膵管内乳頭粘液性腫瘍（IPMN）と慢性膵炎の関連性
　　―IPMN における早期慢性膵炎の EUS 所見も含めて―
　　　　　　　　　　　　　　　　　　藤田　基和ほか
早期慢性膵炎の EUS 所見を有する無症状・
　膵酵素値正常例の位置付け
　　　　　　　　　　　　　　　　　　石井　康隆ほか
治療介入による早期慢性膵炎の EUS 所見と臨床像の変化
　　　　　　　　　　　　　　　　　　山本　智支ほか
早期慢性膵炎における膵酵素補助療法の治療効果
　　　　　　　　　　　　　　　　　　稲富　理ほか
非アルコール性早期慢性膵炎における臨床像
　　―画像所見と治療経過を中心に―
　　　　　　　　　　　　　　　　　　大坪公士郎ほか
早期慢性膵炎の長期経過観察からみた
　膵癌発生の可能性について
　　　　　　　　　　　　　　　　　　岡崎　彰仁ほか

●症例
腹腔動脈起始部狭窄および腹腔動脈瘤を伴った下部胆管癌に対し
　膵頭十二指腸切除術を施行した1症例
　　　　　　　　　　　　　　　　　　竜口　崇明ほか

Vol.37 No.3　2016年3月号

●連載
ちょっと気になる胆・膵画像―ティーチングファイルから―
＜第32回＞膵神経内分泌腫瘍，多発肝転移術後再発に対し
　ソマトスタチン受容体シンチグラフィーが施行された1例
　　　　　　　　　　　　　　　　　　丹内　啓允ほか

特集：イラストでみる最新の胆・膵消化管吻合術

企画：遠藤　格

肝内胆管空腸吻合―肝門部領域胆管癌―
　　　　　　　　　　　　　　　　　　駒屋　憲一ほか
肝管空腸吻合―先天性胆道拡張症，戸谷分類Ⅳ-A型―
　　　　　　　　　　　　　　　　　　矢田　圭吾ほか
胆管胆管吻合法―生体肝移植術における胆道再建―
　　　　　　　　　　　　　　　　　　小寺　由人ほか
胆管空腸吻合―胆管損傷 Bismuth 分類Ⅲ～Ⅳ型―
　　　　　　　　　　　　　　　　　　松山　隆生ほか
膵空腸吻合―柿田法―
　　　　　　　　　　　　　　　　　　柿田　徹也ほか
膵空腸吻合―2 列吻合法―
　　　　　　　　　　　　　　　　　　賀川　真吾ほか
膵空腸吻合―Blumgart 変法（Nagoya method）―
　　　　　　　　　　　　　　　　　　藤井　努ほか
膵空腸吻合―二期再建―
　　　　　　　　　　　　　　　　　　大道　清彦ほか
膵胃吻合―膵管胃粘膜吻合―
　　　　　　　　　　　　　　　　　　近藤　成ほか
膵胃吻合―膵貫通外列1列吻合＆膵管胃粘膜吻合―
　　　　　　　　　　　　　　　　　　新地　洋之ほか
膵体尾部切除術における膵断端処理
　　―膵尾側断端膵管胃粘膜吻合法の実際と治療成績―
　　　　　　　　　　　　　　　　　　里井　壮平ほか
膵体尾部切除における膵断端空腸吻合
　　　　　　　　　　　　　　　　　　川井　学ほか
慢性膵炎の膵空腸吻合
　　　　　　　　　　　　　　　　　　尭天　一亨ほか
鏡視下膵消化管吻合―腹腔鏡下 DuVal 変法膵空腸吻合術―
　　　　　　　　　　　　　　　　　　大塚　隆生ほか
腹腔鏡下膵切除術における胆道消化管吻合，膵消化管吻合
　　　　　　　　　　　　　　　　　　中村　慶春ほか
ロボット支援膵切除術における胆管空腸吻合，膵管空腸吻合
　　　　　　　　　　　　　　　　　　堀口　明彦ほか

●連載
その「世界」の描き方＜第9回＞
　NET との"緩みのない"闘い方―今村　正之先生
　　　　　　　　　　　　　　　　　　福嶋　敬宜

●技術の工夫
吸収性縫合補強材としてのポリグリコール酸シートを
　使用した自動縫合器による尾側膵切除法における
　術後膵液瘻予防の工夫
　　　　　　　　　　　　　　　　　　林部　章ほか

Vol.37 No.2

特集：膵外分泌機能不全と膵酵素補充療法の進歩
企画：神澤　輝実

膵外分泌機能不全の診断法の進歩と膵酵素補充療法の問題点
　　　　　　　　　　　　　　　　　　中村　光男ほか
本邦と欧米での膵外分泌機能不全の考え方の違い
　　　　　　　　　　　　　　　　　　阪上　順一ほか
膵外分泌機能不全の臨床所見と血液生化学検査所見
　　　　　　　　　　　　　　　　　　丹藤　雄介ほか
安定同位体を用いる膵外分泌機能不全の診断：
　^{13}C-Trioctanoin 呼気試験からみた
　膵頭切除術後の膵外分泌機能の検討
　　　　　　　　　　　　　　　　　　堀口　明彦ほか
安定同位体を用いる膵外分泌機能不全の診断：
　^{13}C-labeled mixed triglyceride 呼気試験を用いた
　膵頭十二指腸切除術後の膵外分泌機能評価
　　　　　　　　　　　　　　　　　　廣野　誠子ほか
^{13}C-dipeptide 呼気試験と BT-PABA 試験との比較
　　　　　　　　　　　　　　　　　　松本　敦史ほか
膵外分泌機能不全に対する食事療法,
　膵酵素補充療法とインスリンの使い方
　　　　　　　　　　　　　　　　　　清水　京子
本邦と欧米での消化酵素消化力測定法の違いと
　消化酵素製剤の違い
　　　　　　　　　　　　　　　　　　洪　　繁ほか
Conventional enzyme と高力価膵酵素薬
　　　　　　　　　　　　　　　　　　伊藤　鉄英ほか
膵頭十二指腸切除（PD）後の脂肪肝発生の危険因子と
　膵酵素補充療法の有用性
　　　　　　　　　　　　　　　　　　飯澤　祐介ほか
慢性膵炎の Frey 術後の栄養状態の変化
　　　　　　　　　　　　　　　　　　江川　新一ほか
膵全摘術後の栄養管理
　　　　　　　　　　　　　　　　　　竹山　宜典
小児における膵外分泌機能不全の診断と治療
　―嚢胞性線維症を中心に―
　　　　　　　　　　　　　　　　　　石黒　洋ほか

Vol.37 No.1　2016年1月号

●連載
ちょっと気になる胆・膵画像―ティーチングファイルから―
＜第31回＞SACI テストが有用であった膵インスリノーマの1例
　　　　　　　　　　　　　　　　　　小林　正周ほか
●特別企画
―平成28年― 胆・膵領域はこう展開する
　　　　　　　　　　　　　　　胆と膵編集委員会編

特集：新たに定義された"肝門部領域胆管癌"の診断と治療
企画：海野　倫明

肝門部"領域"胆管癌について
　　　　　　　　　　　　　　　　　　梛野　正人ほか
肝門部胆管癌と肝内大型胆管癌（肝門型肝内胆管癌）
　　　　　　　　　　　　　　　　　　中沼　安二ほか
治療方針決定のための CT および MRI
　　　　　　　　　　　　　　　　　　片寄　友ほか
治療方針決定のための診断法
　―EUS・IDUS を用いた肝門部領域胆管癌の診断―
　　　　　　　　　　　　　　　　　　菅野　敦ほか
　―POCS による診断―
　　　　　　　　　　　　　　　　　　河上　洋ほか
　―生検，細胞診による診断―
　　　　　　　　　　　　　　　　　　吉田　司ほか
術前胆道ドレナージ
　―内視鏡的胆道ドレナージ―
　　　　　　　　　　　　　　　　　　真口　宏介ほか
　―経皮経肝胆道ドレナージ―
　　　　　　　　　　　　　　　　　　藤井　義郎ほか
外科治療と内科治療
　―右葉尾状葉切除・左葉尾状葉切除―
　　　　　　　　　　　　　　　　　　田本　英司ほか
　―左三区域切除・右三区域切除―
　　　　　　　　　　　　　　　　　　杉浦　禎一ほか
　―肝動脈・門脈合併切除再建を伴う肝切除―
　　　　　　　　　　　　　　　　　　江畑　智希ほか
　―肝門部領域胆管癌．リンパ節郭清―
　　　　　　　　　　　　　　　　　　廣川　文鋭ほか
　―術前術後補助療法―
　　　　　　　　　　　　　　　　　　中川　圭ほか
　―非切除例に対するメタリックステント―
　　　　　　　　　　　　　　　　　　外川　修ほか
　―非切除例に対する癌化学療法―
　　　　　　　　　　　　　　　　　　井岡　達也ほか
　―非切除例に対する放射線治療―
　　　　　　　　　　　　　　　　　　山崎　秀哉
●症例
膵管癒合不全に合併した膵管内乳頭粘液性腫瘍に対し
　腹腔鏡下膵体尾部切除術を施行した一例
　　　　　　　　　　　　　　　　　　石井賢二郎ほか

Vol.36 No.12　2015年12月号

特集：病理像から読みとる膵・胆道画像診断のコツ
企画：山口　武人

◆病理像を画像診断に反映させるために
画像診断との対比のための病理標本の取り扱い
　―とくに切り出しについて―
　　　　　　　　　　　　　　　　　　大池　信之ほか
病理像のバリエーションはどのように
　画像に反映するか
　　　　　　　　　　　　　　　　　　三登久美子ほか
画像診断医から病理医への要望
　　　　　　　　　　　　　　　　　　野田　裕ほか
◆病理像をイメージした膵・胆道画像診断の実際
　―病理像と画像診断との対比―
多血性膵腫瘍の画像診断
　　　　　　　　　　　　　　　　　　須藤研太郎ほか
膵乏血性腫瘍の画像診断
　　　　　　　　　　　　　　　　　　本定　三季ほか
膵上皮内癌は画像診断で捉えられるか？
　　　　　　　　　　　　　　　　　　山雄健太郎ほか
嚢胞壁，嚢胞液性状からみた膵嚢胞性疾患の
　画像診断
　　　　　　　　　　　　　　　　　　片桐　真理ほか
腫瘍内部に嚢胞を形成する充実性膵腫瘍の
　画像診断
　　　　　　　　　　　　　　　　　　松原　三郎ほか
腫瘤形成性膵炎の画像診断
　　　　　　　　　　　　　　　　　　中島　陽平ほか
胆管狭窄の鑑別診断
　　　　　　　　　　　　　　　　　　金　　俊文ほか
胆管癌の進展度診断
　　　　　　　　　　　　　　　　　　加藤　厚ほか
胆管由来の肝腫瘍を診断する
　　　　　　　　　　　　　　　　　　松原　崇史ほか
胆嚢隆起性病変の画像診断と病理像
　　　　　　　　　　　　　　　　　　三好　広尚ほか
乳頭部腫瘍性病変の鑑別診断
　　　　　　　　　　　　　　　　　　森　隆太郎ほか

Vol.36 No.11　2015年11月号

●連載
ちょっと気になる胆・膵画像―ティーチングファイルから―
＜第30回＞糖尿病による gallbladder hypomotility が原因と
　考えられた巨大胆嚢の1例
　　　　　　　　　　　　　　　　　　服部　真也ほか

特集：副乳頭と副膵管の知られざる魅力
企画：杉山　政則

副膵管・副乳頭の発生と解剖
　　　　　　　　　　　　　　　　　　栗原　克己ほか
膵管癒合不全と輪状膵
　　　　　　　　　　　　　　　　　　西野　隆義ほか
副乳頭機能
　　　　　　　　　　　　　　　　　　神澤　輝実ほか
副乳頭・副膵管領域発生腫瘍の病理像
　　　　　　　　　　　　　　　　　　野呂瀬朋子ほか
Groove pancreatitis
　　　　　　　　　　　　　　　　　　三方林太郎ほか
副膵管領域癌（Groove 膵癌）の臨床的，画像的，
　病理学的特徴
　　　　　　　　　　　　　　　　　　蒲田　敏文ほか
副膵管開存膵頭部癌
　　　　　　　　　　　　　　　　　　杉山　政則ほか
副膵管領域 IPMN に対する膵頭切除術
　　　　　　　　　　　　　　　　　　中郡　聡夫ほか
副乳頭腫瘍の臨床
　　　　　　　　　　　　　　　　　　長谷部　修ほか
副乳頭カニュレーションおよび造影
　　　　　　　　　　　　　　　　　　宅間　健介ほか
内視鏡的副乳頭切開・切除
　　　　　　　　　　　　　　　　　　土屋　貴愛ほか
副乳頭からの内視鏡治療
　　　　　　　　　　　　　　　　　　山本　智支ほか

Vol.36 臨時増刊特大号　2015年10月号増刊

特集：ERCPマスターへのロードマップ
序文：ERCPマスター，マイスター，マエストロ
　　　　　　　　　　　　　　　　　　　　糸井　隆夫

◆処置具の最新情報
診療報酬からみた胆膵内視鏡手技と
　ERCP関連手技処置具のup-to-date
　　　　　　　　　　　　　　　　　　祖父尼　淳ほか

◆基本編
主乳頭に対するカニュレーションの基本—スタンダード法，
　Wire-guided Cannulation法，膵管ガイドワイヤー法—
　　　　　　　　　　　　　　　　　　入澤　篤志ほか
副乳頭へのカニュレーション Cannulation of the Minor Papilla
　　　　　　　　　　　　　　　　　　越田　真介ほか
内視鏡的乳頭括約筋切開下切石術
(Endoscopic Sphincterotomized Lithotomy：EST-L)
　　　　　　　　　　　　　　　　　　宮田　正年ほか
EPBD（+EST）+胆管結石除去
　　　　　　　　　　　　　　　　　　今津　博雄ほか
EPLBD（+EST）+胆管結石除去
　　　　　　　　　　　　　　　　　　糸川　文英ほか
経乳頭的胆管・膵管生検　細胞診
　　　　　　　　　　　　　　　　　　菅野　敦ほか
膵石除去・膵管ドレナージ
　　　　　　　　　　　　　　　　　　三好　広尚ほか
胆管ドレナージ（良悪性）（ENBD，PS）
　　　　　　　　　　　　　　　　　　岩野　博俊ほか
胆管ドレナージ（MS）
　　　　　　　　　　　　　　　　　　北野　雅之ほか
急性胆嚢炎に対する経乳頭的胆嚢ドレナージ
　　　　　　　　　　　　　　　　　　伊島　正志ほか

◆応用編
スコープ挿入困難例に対する対処法
　　　　　　　　　　　　　　　　　　潟沼　朗生ほか
プレカット
　　　　　　　　　　　　　　　　　　糸井　隆夫ほか
電子スコープを用いた経口胆道鏡検査
　　　　　　　　　　　　　　　　　　石井　康隆ほか
POCS（SpyGlass）（診断・治療）
　　　　　　　　　　　　　　　　　　土井　晋平ほか
経口膵管鏡（電子スコープ，SpyGlass）
　　　　　　　　　　　　　　　　　　喜多絵美里ほか
内視鏡的乳頭切除術
　　　　　　　　　　　　　　　　　　辻　修二郎ほか
十二指腸ステンティング（ダブルステンティングも含めて）
　　　　　　　　　　　　　　　　　　大牟田繁文ほか
Roux-en-Y再建術を中心とした，術後腸管再建症例に対する
　シングルバルーン内視鏡を用いたERCP
　　　　　　　　　　　　　　　　　　殿塚　亮祐ほか
術後腸管の胆膵疾患に対するダブルバルーン内視鏡治療
　　　　　　　　　　　　　　　　　　畑中　恒ほか

◆トラブルシューティング編
スコープ操作に伴う消化管穿孔
　　　　　　　　　　　　　　　　　　中路　聡ほか
デバイス操作に伴う後腹膜穿孔—下部胆管の局所解剖も含めて—
　　　　　　　　　　　　　　　　　　片倉　芳樹ほか
EST後合併症（出血，穿孔）
　　　　　　　　　　　　　　　　　　田中　麗奈ほか
胆管，膵管閉塞困難例（SSR，Rendez-vous法）
　　　　　　　　　　　　　　　　　　窪田　賢輔ほか
胆管内迷入ステントの回収法
　　　　　　　　　　　　　　　　　　岡部　義信ほか
胆管メタルステント閉塞（トリミング，抜去）
　—十二指腸ステントとあわせて—
　　　　　　　　　　　　　　　　　　濱田　毅ほか
膵管プラスチックステント迷入に対する内視鏡的回収法
　　　　　　　　　　　　　　　　　　松本　和幸ほか
胆管結石嵌頓
　　　　　　　　　　　　　　　　　　露口　利夫ほか
膵管結石嵌頓—膵管結石除去時のバスケット嵌頓に対する
　トラブルシューティング—
　　　　　　　　　　　　　　　　　　三村　享彦ほか

●座談会
ERCPマスターへのロードマップをこれまでどう描いてきたか，
これからどう描いていくのか？
　　　　糸井　隆夫（司会），入澤　篤志，潟沼　朗生，
　　　　　　　　　　　　　　　石田　祐介，岩崎　栄典

Vol.36 No.10　2015年10月号

特集：膵癌の浸潤・転移に関する基礎研究の最前線
—臨床応用に向けて—
　　　　　　　　　　　　　　　　　企画：清水　京子

膵癌の浸潤・転移研究のup-to-date
　　　　　　　　　　　　　　　　　　佐藤　賢一
膵癌におけるmiRNA発現と上皮間葉転換
　　　　　　　　　　　　　　　　　　仲田　興平ほか
癌幹細胞と上皮間葉転換
　　　　　　　　　　　　　　　　　　石渡　俊行
オートファジーと膵癌
　　　　　　　　　　　　　　　　　　今中　応亘ほか
ミエロイド細胞による膵発癌活性メカニズム
　　　　　　　　　　　　　　　　　　地主　将久
膵癌組織における免疫学的微小環境と予後との関係
　　　　　　　　　　　　　　　　　　平岡　伸介
膵癌の発癌，進展におけるインターフェロンシグナル経路の役割
　　　　　　　　　　　　　　　　　　眞嶋　浩聡
膵癌における骨髄由来単核球の役割
　　　　　　　　　　　　　　　　　　桝屋　正浩
膵癌細胞におけるmRNA輸送システム
　　　　　　　　　　　　　　　　　　谷内　恵介
低酸素環境と膵癌—形態形成シグナル経路の関与—
　　　　　　　　　　　　　　　　　　大西　秀哉ほか
ビタミンDと膵癌
　　　　　　　　　　　　　　　　　　正宗　淳ほか
膵癌の浸潤・転移における癌微小環境の新たな役割
　　　　　　　　　　　　　　　　　　大内田研宙ほか
ドラッグデリバリーシステムを用いた膵癌治療
　　　　　　　　　　　　　　　　　　西山　伸宏ほか

●話題
膵の語源について（12）
　　　　　　　　　　　　　　　　　　土屋　凉一

Vol.36 No.9　2015年9月号

●連載
ちょっと気になる胆・膵画像—ティーチングファイルから—
＜第29回＞ガリウムシンチグラフィとSPECT/CTが
　多臓器病変の検出に有用だったIgG4関連自己免疫性膵炎の1例
　　　　　　　　　　　　　　　　　　松坂　陽至ほか

特集：膵癌診療ガイドライン
—グローバル・スタンダードへの潮流—
　　　　　　　　　　　　　　　　　企画：高折　恭一

序文
　　　　　　　　　　　　　　　　　　高折　恭一
科学的根拠に基づく膵癌診療ガイドライン
　—国際化の観点からみた次回改訂の展望—
　　　　　　　　　　　　　　　　　　山口　幸二ほか
膵癌のバイオマーカー
　　　　　　　　　　　　　　　　　　濱田　晋ほか
膵癌におけるワークアップ
　　　　　　　　　　　　　　　　　　赤尾　潤一ほか
膵癌の外科治療：術式選択と周術期管理のエビデンス
　　　　　　　　　　　　　　　　　　川井　学ほか
Borderline resectable膵癌：定義と治療戦略
　　　　　　　　　　　　　　　　　　尭天　一亨ほか
膵癌に対する腹腔動脈合併切除（DP-CAR）の意義：
　ガイドラインを超える治療は意義があるか？
　　　　　　　　　　　　　　　　　　野路　武寛ほか
膵癌に対する門脈合併切除
　　　　　　　　　　　　　　　　　　山田　豪ほか
膵癌に対する腹腔鏡下膵切除術
　　　　　　　　　　　　　　　　　　中島　洋ほか
膵癌の術前術後補助療法
　　　　　　　　　　　　　　　　　　元井　冬彦ほか
切除不能膵癌に対する化学療法
　　　　　　　　　　　　　　　　　　古瀬　純司ほか
膵癌に対する化学放射線療法
　　　　　　　　　　　　　　　　　　中村　晶
膵癌における胆道ドレナージ
　　　　　　　　　　　　　　　　　　池内　信人ほか
膵癌における十二指腸狭窄に対する治療
　　　　　　　　　　　　　　　　　　高原　楠昊ほか

●症例
著明な高トリグリセライド血症による重症急性膵炎を
　繰り返し発症した1例
　　　　　　　　　　　　　　　　　　吉岡　直輝ほか

Vol.36 No.8　2015年8月号

特集：EUS 下胆道ドレナージ
～EUS-BD の安全な導入へ向けて～

企画：伊佐山浩通

- 序文：EUS-BD の現状と展望～4学会合同の提言を踏まえて～
  伊佐山浩通
- EUS-BD 開発の歴史と種類
  藤田　直孝
- EUS 下胆管十二指腸吻合（EUS-CDS：EUS-guided choledochoduodenostomy）の適応と手技の実際
  原　和生ほか
- EUS-CDS の偶発症～対処・予防方法～
  菅野　良秀
- EUS-HGS の適応と手技の実際
  土屋　貴愛ほか
- Endoscopic ultrasound-guided hepaticogastrostomy (EUS-HGS) の偶発症と対処・予防方法
  河上　洋ほか
- EUS-BD における使用デバイスの選択
  ～超音波内視鏡，穿刺針，ガイドワイヤー，ダイレーター～
  加藤　博也ほか
- 非切除悪性胆道閉塞に対する EUS-BD におけるステント選択
  中井　陽介ほか
- EUS-BD の教育方法
  良沢　昭銘ほか
- EUS-BD ～antegrade technique の適応と手技の実際～
  岩下　拓司ほか
- EUS-guided rendezvous technique の適応と手技の実際
  川久保和道ほか
- 金属ステント留置後急性胆嚢炎に対する
  EUS 下ガイド下胆嚢ドレナージ術の有用性
  今井　元ほか
- EUS-guided gallbladder drainage の適応と手技の実際
  ～胆嚢結石症による急性胆嚢炎～
  松原　三郎ほか

●症例
- 磁石圧迫吻合術によって開通した肝管空腸吻合部閉塞の1例
  近藤　崇之ほか

Vol.36 No.7　2015年7月号

●連載
- ちょっと気になる胆・膵画像―ティーチングファイルから―
  <第28回>腎細胞癌の膵転移に対し膵全摘を行った1例
  野田　佳史ほか

特集：膵における超音波検査を今見直す

企画：渡邊　五朗

- ルーチン検査に応用する膵臓の超音波走査法
  鶴岡　尚志ほか
- 体外式膵超音波走査法の工夫（膵精密エコー法）
  蘆田　玲子ほか
- 膵 EUS 走査法のコツと描出限界について
  花田　敬士ほか
- 超音波による膵癌検診―腹部超音波検診判定マニュアル―
  岡庭　信司ほか
- 人間ドック超音波検査でみられる膵病変とそのフォローアップ
  ―当院での現状―
  小山里香子ほか
- 膵嚢胞に対する超音波検査の意義と経過観察基準
  大野栄三郎ほか
- EUS による IPMN 手術適応基準と経過観察フローの実際
  松原　三郎ほか
- 「膵癌超音波診断基準」の役割と今後の展望
  河合　学ほか
- 急性膵炎における超音波検査の意義と限界
  阪上　順一ほか
- 慢性膵炎診療における体外式超音波検査の意義
  星　恒輝ほか
- 自己免疫性膵炎と膵癌の超音波鑑別診断の実際
  関口　隆三
- 膵腫瘍性病変における造影 US（体外式）による鑑別診断
  大本　俊介ほか
- 膵腫瘍性病変における造影 EUS による鑑別診断
  菅野　敦ほか
- 膵病変に対する EUS-elastography の実際と展望
  殿塚　亮祐ほか
- 体外式 US 下膵生検の現状
  山口　武人ほか
- 膵癌に対する EUS-FNA：成績（診断能・適応）と精度確保のための条件
  稗田　信弘ほか

Vol.36 No.6　2015年6月号

特集：膵内分泌腫瘍の診断・治療の新展開

企画：伊藤　鉄英

- 巻頭言：日本における膵内分泌腫瘍の新たな展開
  伊藤　鉄英
- Akt 抑制遺伝子である PHLDA3 は膵神経内分泌腫瘍の新規癌抑制遺伝子である
  陳　妤ほか
- 膵内分泌腫瘍における遺伝子変異とゲノム研究の成果
  谷内田真一
- 膵内分泌腫瘍における EUS-FNA の役割と遺伝子変異診断
  吉田　司ほか
- 細胞増殖能の高い NET―G3―高分化型神経内分泌腫瘍（いわゆる NET G3）と低分化型神経内分泌癌（PDNEC）―
  笠島　敦子ほか
- 膵内分泌腫瘍における血中クロモグラニン A の有用性とピットフォール
  肱岡　真之ほか
- 膵内分泌腫瘍における標識オクトレオチドを用いた核医学診断
  窪田　和雄
- 切除不能膵内分泌腫瘍（NET G1/G2）および膵内分泌癌（NEC）治療の今後の展望～国内外で進行中の治験の動向を含めて～
  森実　千種
- 切除不能膵内分泌腫瘍に対するペプチド受容体放射線核種療法（PRRT）
  小林　規俊ほか
- 膵内分泌腫瘍に対するリンパ節郭清の意義
  木村　英世ほか
- 膵内分泌腫瘍における鏡視下手術の現状と適応
  工藤　篤ほか
- 膵内分泌腫瘍の肝転移に対する外科切除の現状
  青木　琢ほか
- 膵内分泌腫瘍の肝転移に対する血管内治療の有用性
  増井　俊彦ほか
- 日本神経内分泌腫瘍研究会（JNETS）の発足と NET 登録の開始
  今村　正之

●連載
- その「世界」の描き方<第8回>―山雄　健次先生
  福嶋　敬宜

●症例
- 腹腔鏡下胆嚢摘出後に敗血症による門脈血栓症を認めた1例
  熊野健二郎ほか
- 術前 DIC-CT で副肝管の存在を診断し安全に腹腔鏡下胆嚢摘出術が施行された1症例
  久光　和則ほか

Vol.36 No.5　2015年5月号

●連載
- ちょっと気になる胆・膵画像―ティーチングファイルから―
  <第27回>膵破骨細胞型巨細胞癌の1例
  金親　克彦ほか

特集：Borderline resectable 膵癌の最前線
―診断・治療法はどう変わったか―

企画：山上　裕機

- 疾患概念：Borderline resectable（BR）膵癌とは何か？
  高山　敬子ほか
- BR 膵癌の CT 画像診断
  戸島　史仁ほか
- BR 膵癌の切除可能性をどのように決定するか？
  元井　冬彦ほか
- BR 膵癌に対する術前補助化学療法
  井岡　達也
- BR 膵癌に対する術前化学放射線療法の意義
  江口　英利ほか
- 術前化学療法・化学放射線療法の病理学的効果判定をめぐって（R0 判定をめぐって）
  古川　徹ほか
- BR 膵癌に対する IMRT
  中村　晶ほか
- Borderline resectable 膵癌に対する重粒子線治療の有用性
  山田　滋ほか
- BR 膵癌に対する膵頭十二指腸切除術―門脈合併切除をめぐって―
  村田　泰洋ほか
- 肝動脈合併切除・再建を伴う膵切除術の意義
  天野　良亮ほか
- BR 膵体尾部癌の手術―腹腔動脈合併切除の意義―
  岡田　健一ほか
- Borderline resectable 膵癌の術後補助療法をどうするか？ 切除可能膵癌との違いは？
  古瀬　純司

●連載
- その「世界」の描き方<第7回>―白鳥　敬子先生
  福嶋　敬宜

●総説
- 家族性膵癌と遺伝性膵癌症候群：ハイリスク個人に対するスクリーニングについて
  橋本　直樹

Vol.36 No.4　2015年4月号

特集：胆膵 EUS-FNA のエビデンス 2015―この5年間の進歩―
　　　　　　　　　　　　　　　　　　　企画：糸井　隆夫

序文
　　　　　　　　　　　　　　　　　　　　　糸井　隆夫

EUS-FNA 関連手技の機器と処置具の進歩
　　　　　　　　　　　　　　　　　　　　岡部　義信ほか

膵実質性腫瘍診断
　　　　　　　　　　　　　　　　　　　　宇野　耕治ほか

EUS-FNA による膵嚢胞性腫瘍診断
　　　　　　　　　　　　　　　　　　　　鎌田　　研ほか

胆道疾患に対する EUS-FNA 2015
　　　　　　　　　　　　　　　　　　　　肱岡　　範ほか

転移巣（肝，副腎，リンパ節など）に対する EUS-FNA
　　　　　　　　　　　　　　　　　　　田場久美子ほか

EUS-FNA 検体を用いた分子生物学解析
　　　　　　　　　　　　　　　　　　　　末吉　弘尚ほか

膵炎に合併した膵周囲液体貯留に対する EUS ガイド下ドレナージ術
　　　　　　　　　　　　　　　　　　　　山部　茜子ほか

膵管ドレナージ
　　　　　　　　　　　　　　　　　　　　潟沼　朗生ほか

胆管ドレナージおよびランデブー法
　　　　　　　　　　　　　　　　　　　　土屋　貴愛ほか

急性胆嚢炎に対する EUS 下胆嚢ドレナージ術
　　　　　　　　　　　　　　　　　　　　伊藤　　啓ほか

腹腔神経叢/神経節ブロック
　　　　　　　　　　　　　　　　　　　　土井　晋平ほか

血管内治療
　　　　　　　　　　　　　　　　　　　　岩井　知久ほか

Interventional EUS の手技を用いた抗腫瘍療法
　　　　　　　　　　　　　　　　　　　大野栄三郎ほか

EUS ガイド下胃空腸吻合術
　　　　　　　　　　　　　　　　　　　　糸井　隆夫ほか

●座談会
胆膵 EUS-FNA のエビデンス 2015―この5年間の進歩―
　　　　糸井　隆夫，山雄　健次，真口　宏介，入澤　篤志
●症例
画像所見から胆嚢癌を疑った黄色肉芽腫性胆嚢炎の1例
　　　　　　　　　　　　　　　　　　　　岩谷　慶照ほか
胆管炎を契機に発見された膵 solid-pseudopapillary neoplasm の1例
　　　　　　　　　　　　　　　　　　　　徳丸　哲平ほか

Vol.36 No.3　2015年3月号

●連載
ちょっと気になる胆・膵画像―ティーチングファイルから―
＜第26回＞総胆管内腫瘍栓を伴った膵神経内分泌癌の1例
　　　　　　　　　　　　　　　　　　　芝本健太郎ほか

特集：進行膵・胆道癌における血管合併切除の諸問題
　　　　　　　　　　　　　　　　　　　企画：宮崎　　勝

序文
　　　　　　　　　　　　　　　　　　　　　宮崎　　勝

肝内胆管癌の下大静脈浸潤に対する合併切除
　　　　　　　　　　　　　　　　　　　　有泉　俊一ほか

肝内胆管癌の肝静脈合併切除
　　　　　　　　　　　　　　　　　　　　阪本　良弘ほか

肝門部領域胆管癌における門脈浸潤例の切除戦略
　　　　　　　　　　　　　　　　　　　　益田　邦洋ほか

肝門部領域胆管癌における肝動脈浸潤例の切除戦略
　　　　　　　　　　　　　　　　　　　　杉浦　禎一ほか

肝門部領域癌における門脈・肝動脈浸潤例の切除戦略
　　　　　　　　　　　　　　　　　　　　水野　隆史ほか

胆嚢癌における右肝動脈浸潤例の切除戦略
　　　　　　　　　　　　　　　　　　　　島田　和明ほか

胆嚢癌・遠位胆管癌における門脈浸潤例の切除戦略
　　　　　　　　　　　　　　　　　　　　三浦　文彦ほか

膵癌における高度門脈浸潤例の切除戦略
　　　　　　　　　　　　　　　　　　　　藤井　　努ほか

膵癌における腹腔動脈幹周囲浸潤例の切除戦略
　　　　　　　　　　　　　　　　　　　市之川正臣ほか

膵癌における総肝動脈浸潤例の治療戦略
　　　　　　　　　　　　　　　　　　　　菱沼　正一ほか

膵癌における上腸間膜動脈浸潤例の治療戦略
　　　　　　　　　　　　　　　　　　　　田島　秀浩ほか

膵頭十二指腸切除時の replaced 右肝動脈に対する戦略
　　　　　　　　　　　　　　　　　　　　吉富　秀幸ほか

動脈の解剖学的特徴に基づく腹腔動脈合併膵体尾部切除術
　　　　　　　　　　　　　　　　　　　　岡田　健一ほか

腹腔動脈根部の高度狭窄・閉塞例における膵頭十二指腸切除術の治療戦略
　　　　　　　　　　　　　　　　　　　　山田　大輔ほか
●症例
膵粘液性嚢胞腫瘍との鑑別が困難であった膵リンパ上皮嚢胞の1例
　　　　　　　　　　　　　　　　　　　　寺田　卓郎ほか
膵貯留性嚢胞に合併した脂肪酸カルシウム石の1例
　　　　　　　　　　　　　　　　　　　　鈴木　範明ほか

Vol.36 No.2　2015年2月号

特集：膵・胆道癌診療の新時代へ―診断と治療の新たな展開―
　　　　　　　　　　　　　　　　　　　企画：古瀬　純司

膵癌の新しい腫瘍マーカーによる早期診断
　　　　　　　　　　　　　　　　　　　　山田　哲司

セルフチェック可能な膵癌診断法の開発―メタボローム解析を用いた膵癌へのアプローチ―
　　　　　　　　　　　　　　　　　　　　砂村　眞琴ほか

何故，牛蒡子か？
　　　　　　　　　　　　　　　　　　　　池田　公史ほか

膵癌に対する標的化腫瘍溶解ウイルス療法の開発
　　　　　　　　　　　　　　　　　　　　青木　一教

膵癌における IL-6 の発現と治療応用
　　　　　　　　　　　　　　　　　　　　光永　修一ほか

膵癌に対する新しい免疫療法の展望
　　　　　　　　　　　　　　　　　　　大熊（住吉）ひとみほか

次世代シークエンサーを用いた膵癌遺伝子プロファイリング
　　　　　　　　　　　　　　　　　　　　林　　秀幸ほか

胆管癌における FGFR2 融合遺伝子発現の臨床的意義
　　　　　　　　　　　　　　　　　　　　柴田　龍弘

胆道癌における増殖シグナル伝達因子の発現と遺伝子変異の多様性
　―KRAS 変異，HER2 過剰発現の胆道癌バイオマーカーとしての可能性―
　　　　　　　　　　　　　　　　　　　　横山　政明ほか

胆管癌に血管新生阻害薬あるいは EGFR 阻害薬は有効か―前臨床試験からの可能性―
　　　　　　　　　　　　　　　　　　　　高橋　裕之ほか

胆道癌に血管新生阻害薬は有効か―臨床試験からの可能性―
　　　　　　　　　　　　　　　　　　　　古瀬　純司

癌免疫学の進歩と膵・胆道癌に対する癌免疫療法の展望
　　　　　　　　　　　　　　　　　　　　西田　純幸
●症例
CA19-9 高値を契機に EUS-FNAB にて確定診断の得られた TS-1 膵癌の1例
　　　　　　　　　　　　　　　　　　　　野村　佳克ほか
下部胆管 mixed adenoneuroendocrine carcinoma の1例
　　　　　　　　　　　　　　　　　　　　和久　利彦ほか
まれな成人発症 nesidioblastosis の1例
　　　　　　　　　　　　　　　　　　　　石川　忠則ほか

Vol.36 No.1　2015年1月号

●連載
ちょっと気になる胆・膵画像―ティーチングファイルから―
＜第25回＞膵神経鞘腫の1例
　　　　　　　　　　　　　　　　　　　　一条　祐輔ほか
●特別企画
―平成27年― 胆・膵領域はこう展開する
　　　　　　　　　　　　　　　　　　　胆と膵編集委員会編

特集：進展度に応じた胆嚢癌の治療戦略
　　　　　　　　　　　　　　　　　　　企画：天野　穂高

胆道癌全国登録データより見た胆嚢癌の動向
　　　　　　　　　　　　　　　　　　　　石原　　慎ほか

進行度から見た胆嚢癌の病理学的特徴
　　　　　　　　　　　　　　　　　　　　鬼島　　宏ほか

US，EUS による胆嚢癌進展度診断
　　　　　　　　　　　　　　　　　　　　菅野　良秀ほか

MDCT，MRI による胆嚢癌進展度診断
　　　　　　　　　　　　　　　　　　　　蒲田　敏文ほか

FDG-PET による胆嚢癌進展度診断
　　　　　　　　　　　　　　　　　　　　小林　省吾ほか

胆嚢癌に対する腹腔鏡下胆嚢全層切除―剥離層の組織学的検討―
　　　　　　　　　　　　　　　　　　　　本田　五郎ほか

pT2 胆嚢癌に対する至適術式の検討―肝切除範囲，胆管切除―
　　　　　　　　　　　　　　　　　　　　堀口　明彦ほか

リンパ節転移からみた胆嚢癌の治療成績
　　　　　　　　　　　　　　　　　　　　坂田　　純ほか

進行胆嚢癌に対する肝葉切除の適応と限界
　　　　　　　　　　　　　　　　　　　　江畑　智希ほか

進行胆嚢癌に対する膵頭十二指腸切除の適応と限界
　　　　　　　　　　　　　　　　　　　　樋口　亮太ほか

コンバージョン手術が可能であった局所進行切除不能胆嚢癌の検討
　　　　　　　　　　　　　　　　　　　　加藤　　厚ほか

胆嚢癌術後化学療法の現状と展望
　　　　　　　　　　　　　　　　　　　　中山　雄介ほか
●症例
膵頭十二指腸切除後の膵空腸吻合部狭窄に対して膵管空腸側々吻合を行った1例
　　　　　　　　　　　　　　　　　　　　鹿股　宏之ほか
主膵管と交通した膵漿液性嚢胞腫瘍の1例
　　　　　　　　　　　　　　　　　　　　岩本　明美ほか

歴史的背景からライセンス取得とトレーニング・システムの総論から
消化管手術（食道、胃、大腸）、肝胆膵手術と麻酔を含めた
術前・術中管理まで加えた各論で構成された
消化器領域のロボット支援手術の指針となる成書！！

消化器ダヴィンチ手術のすべて

■監修　北島政樹
（国際医療福祉大学　学長）

■編集　土田明彦
（東京医科大学外科学第三講座主任教授）

　　　　宇山一朗
（藤田保健衛生大学上部消化管外科教授）

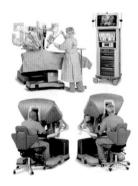

定価（本体 4,500 円＋税）

■目次

総論 ロボット支援手術の歴史と現状
1．ロボット支援手術の現状と未来
2．我が国における現状と展望
3．ライセンス取得とトレーニング・システム

各論 I．食道
1．胸部食道癌に対するロボット支援腹臥位胸腔鏡下食道亜全摘術
2．食道癌に対するロボット支援胸腔鏡下食道切除術
3．ロボット支援下非開胸食道亜全摘、3領域リンパ節郭清

各論 II．胃
1．ロボット支援下胃切除の実際―幽門側胃切除を中心に―
2．胃癌に対するロボット支援下胃切除術
　　―幽門側胃切除術、噴門側胃切除術、胃全摘術を中心に―
3．ロボット支援幽門側胃切除および胃全摘術の手技

各論 III．大腸
1．大腸疾患に対する大腸手術―直腸癌を中心に―
2．ロボット支援下腹腔鏡下直腸癌手術
3．腹腔鏡下手術と手術支援ロボットダヴィンチの
　　　　　　hybrid operation による完全鏡視下直腸位前方切除術
4．ロボット支援直腸低位前方切除術の手技

各論 IV．肝胆膵
1．ロボット肝切除の手技の実際
2．胆道外科におけるロボット支援腹腔鏡下手術
3．膵臓外科におけるロボット支援腹腔鏡下手術
4．膵癌に対するロボット支援膵体尾部切除術
5．Artery-first approach によるロボット支援膵体尾部切除術

各論 V．麻酔
1．消化器手術における術前・術中管理―食道と大腸の手術を中心に―
2．消化器ロボット支援手術の麻酔管理法

詳しくは▶URL：http://www.igakutosho.co.jp　または、医学図書出版　で 検索

医学図書出版株式会社

〒113-0033　東京都文京区本郷2-29-8（大田ビル）
TEL：03-3811-8210　FAX：03-3811-8236
URL：http://www.igakutosho.co.jp
E-mail：info@igakutosho.co.jp

投 稿 規 定

本誌は原則として胆道,膵臓,消化管ホルモンに関する論文で,他誌に発表されていないものを掲載します。

A. 研究論文

1. 原稿は,400字詰原稿用紙25枚以内におまとめ願います。

    文献,図(写真含む),表もこの枚数に含まれます。写真は手札以上の大きさにプリントした鮮明なものに限ります。図,表が入る際は,大,小について下記のごとく25枚より差し引いて下さい。

    図,表は1枚につき大は原稿用紙1枚
    〃   小は 〃   半枚

2. 原稿には表題の英訳,著者全員の氏名およびローマ字名,所属,主著者の連絡先(〒,住所,電話,e-mail)を記入して下さい。また,Key words (4語以内,和・洋語は問いません)をつけて下さい。

3. 形式は緒言,対象および方法,結果,考察,結語,参考文献の順序にして下さい。

4. ワードプロセッサーを使用する場合は,20字×20行に印字して下さい。

5. 原稿は楷書,横書,新かなづかいとし,欧文文字はタイプするか,活字体で書いて下さい。

    欧文の書き方は,普通名詞については文頭は大文字,文中は小文字,固有名詞については大文字でお願いします。

    薬品名は一般名を原則とします。

    なお,用語やかなづかいは編集の際に訂正することもあります。

6. 図,表は文中および欄外に挿入箇所を明記して下さい。図表の説明は和文で別紙にまとめて記載して下さい。写真はすべてモノクロとしカラー写真は原則として挿入しません。とくに掲載希望の場合は実費をいただきます。

7. 参考文献は,文中に引用順に肩付き番号をつけ,本文の末尾に番号順におまとめ下さい。

    複数の著者名の場合は3名までを記載し,ほかあるいはet al. とすること。

    〈雑誌の場合〉

    著者名:題名. 雑誌名 巻:頁(始め―終わり),発行年.

    例1)乾 和郎,中澤三郎,芳野純治,ほか:十二指腸乳頭炎の診断. 胆と膵 21:109-113, 2000.

    例2)Hunter JG: Avoidance of bile duct injury during laparoscopic cholecystectomy. Am J Surg 162:71-76, 1991.

    〈書籍・単行本の場合〉

    著者名:題名. 書名, 編集者名, 版, 頁(始め―終わり), 発行所, 発行地(外国のみ), 発行年.

    例1)小川 薫, 有山 襄:胆嚢癌の早期診断―X線検査法を中心に―. 早期胆嚢癌, 中澤三郎, 乾和郎編集, 68-79, 医学図書出版, 1990.

    例2)Berk JE, Zinberg SS: Emphysematous cholecystitis. Bockus Gastroenterology, (Berk JK), 4th ed., 3610-3612, WB Saunders Company, Philadelphia, 1985.

8. 著者校正は初校のみと致します。

9. 原稿の採否および掲載号は編集委員会におまかせ願います。

10. 掲載原稿には,掲載誌1部と別冊30部を贈呈します。別冊30部以上は実費をいただきます。必要別冊部数を校正時にお知らせ下さい。

11. 投稿原稿には,必ずコピーを1通とデータ(CD-R等)をつけること。

12. 上記の規格内のものは無料掲載致します。

B. 特集, 総説, 話題, 症例, 技術の工夫, 手術のコツ, 文献紹介, 学会印象記, 見聞記, ニュース (地方会日程など), 質疑応答, 読者の声

1. 総説,話題論文も投稿規定に準ずる。

2. 症例,技術の工夫,手術のコツは400字詰原稿用紙20枚以内(図,表を含む)におまとめ下さい。

    原稿には表題の英訳,著者全員の氏名およびローマ字名,所属,主著者の連絡先(〒,住所,電話,e-mail)を記入して下さい。また,Key words (4語以内,和・洋語は問いません)をつけて下さい。

3. ニュース,質疑応答,または読者の声は2枚以内(図,表なし)におまとめ下さい。採否は編集委員会の議を経て決定します。なお,投稿者の主旨を曲げることなく文章を変更することもありますのでご了承下さい。

◆研究・症例・総説・話題・技術の工夫は具体的に内容がわかるような要約を400字以内で必ずお書き下さい。

〈原稿送付先〉 医学図書出版株式会社「胆と膵」編集部
〒113-0033 東京都文京区本郷2-27-18 本郷BNビル2F
TEL. 03-3811-8210(代)　FAX. 03-3811-8236
E-mail:tantosui@igakutosho.co.jp